U0312995

Sepsis
脓毒症

原 著 [哥伦比亚]吉勒尔莫·奥尔蒂斯·鲁伊斯
[哥伦比亚]卡梅罗·杜纳斯·卡斯泰尔
主 审 阚全程 刘章锁 王成增
主 译 孙同文

陕西新华出版
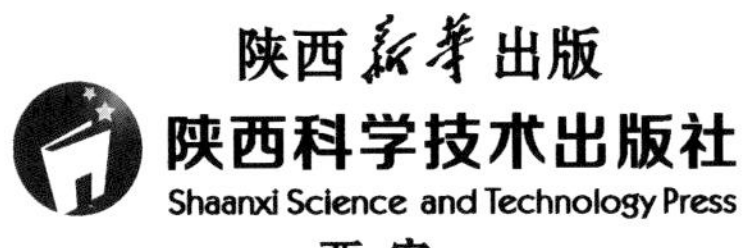

西安

图书在版编目（CIP）数据

脓毒症 / (哥伦) 吉勒尔莫·奥尔蒂斯·鲁伊斯, (哥伦) 卡梅罗·杜纳斯·卡斯泰尔著；孙同文主译. — 西安：陕西科学技术出版社, 2023.3

ISBN 978-7-5369-8642-8

Ⅰ. ①脓… Ⅱ. ①吉… ②卡… ③孙… Ⅲ. ①脓毒症—诊疗 Ⅳ. ①R631

中国国家版本馆CIP数据核字(2023)第033068号

著作权合同登记号：25-2023-038

脓毒症

孙同文　主译

策　　划　曹高腾
责任编辑　高　曼　周晞雯
封面设计　段成凤

出 版 者　陕西科学技术出版社
西安市曲江新区登高路 1388 号陕西新华出版传媒产业大厦 B 座
电话（029）81205187　传真（029）81205155 邮编 710061
http://www.snstp.com

发 行 者　陕西科学技术出版社
电话（029）81205180 81206809

印　　刷　运河（唐山）印务有限公司
规　　格　889 mm × 1194 mm　16 开本
印　　张　12.75
字　　数　220 千字
版　　次　2023 年 3 月第 1 版
2023 年 3 月第 1 次印刷
书　　号　ISBN 978-7-5369-8642-8
定　　价　85.00 元

译者名单

主　审　阚全程　河南省医学会
刘章锁　郑州大学第一附属医院
王成增　郑州大学第一附属医院
主　译　孙同文　郑州大学第一附属医院综合 ICU
副主译　张晓娟　郑州大学第一附属医院综合 ICU
丁显飞　郑州大学第一附属医院综合 ICU
译　者　王　岩　郑州大学第一附属医院综合 ICU
王　栋　郑州大学第一附属医院综合 ICU
王振华　郑州大学第一附属医院综合 ICU
王海旭　郑州大学第一附属医院综合 ICU
方　宇　郑州大学第一附属医院综合 ICU
石朝阳　郑州大学第一附属医院综合 ICU
刘　欢　郑州大学第一附属医院综合 ICU
刘景荣　郑州大学第一附属医院 EICU
刘韶华　郑州大学第一附属医院综合 ICU
孙利敏　郑州大学第一附属医院综合 ICU
孙雪毅　郑州大学第一附属医院综合 ICU
贠文晶　郑州大学第一附属医院综合 ICU
杜丽娟　郑州大学第一附属医院综合 ICU
杜佳欣　郑州大学第一附属医院综合 ICU
李弘毅　郑州大学第一附属医院综合 ICU
李洪强　郑州大学第一附属医院综合 ICU
李　琼　郑州大学第一附属医院综合 ICU
杨　飞　郑州大学第一附属医院综合 ICU
时学秀　郑州大学第一附属医院综合 ICU
宋　恒　郑州大学第一附属医院综合 ICU

宋高飞　郑州大学第一附属医院综合 ICU
张瑞芳　郑州大学第一附属医院综合 ICU
张曙光　郑州大学第一附属医院综合 ICU
陈晓娜　郑州大学第一附属医院综合 ICU
罗永刚　郑州大学第一附属医院综合 ICU
赵颖颖　郑州大学第一附属医院综合 ICU
段晓光　郑州大学第一附属医院综合 ICU
秦翠红　郑州大学第一附属医院综合 ICU
原阳阳　郑州大学第一附属医院综合 ICU
徐亚楠　郑州大学第一附属医院综合 ICU
曹俊姿　郑州大学第一附属医院综合 ICU
崔玉青　郑州大学第一附属医院综合 ICU
崔红卫　郑州大学第一附属医院综合 ICU
梁火燕　郑州大学第一附属医院综合 ICU
韩　冰　郑州大学第一附属医院综合 ICU
裴　辉　郑州大学第一附属医院 EICU

主审简介

阚全程

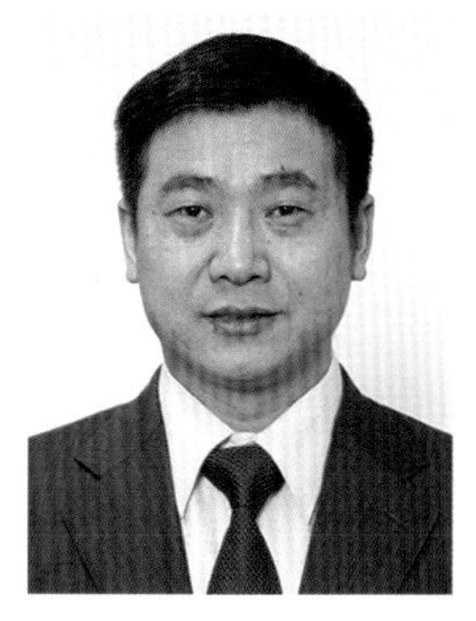

博士，教授，博士生导师，享受国务院特殊津贴专家。现任政协第十三届河南省委员会常务委员、人口资源环境委员会主任、河南省医学会会长。曾任河南省卫生健康委员会党组书记、主任，郑州大学第一附属医院党委书记、院长，郑州大学副校长，中华医学会临床药学分会第一、第二届主任委员，国家卫健委罕见病诊疗与保障专家委员会副主任委员等。为全国抗击新冠肺炎疫情先进个人、第十三届全国人大代表、全国优秀科技工作者、河南省技术创新先进个人等。

多年来一直从事临床药学、临床药理学教学和科研工作，主持国家自然科学基金区域创新发展联合基金重点项目、国家863计划项目、国家自然科学基金面上项目、河南重大科技专项等10余项；共发表论文300余篇，其中在《Advanced Materials》《Gut》等期刊上发表SCI论文100余篇；主编《临床药学高级教程》等著作10余部；授权发明专利6项；作为第一完成人，获得中华医学科技奖一等奖1项，河南省科技进步一等奖1项、二等奖4项。

刘章锁

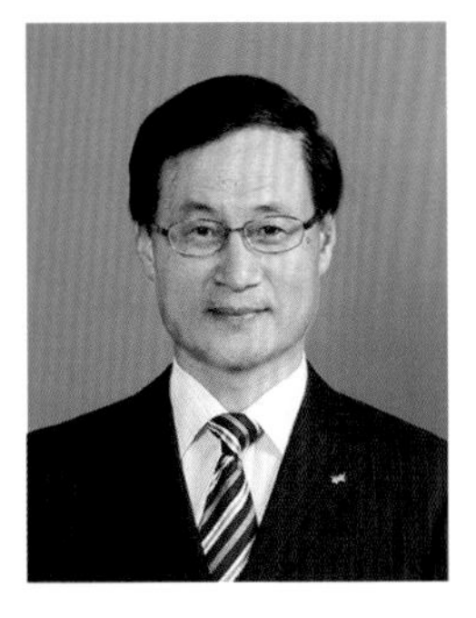

博士，教授，主任医师，博士生导师，国家级教学名师，中原学者。郑州大学第一附属医院首席科学家，享受国务院特殊津贴专家，国家卫生计生突出贡献中青年专家，中国科协第十届全国委员会委员，河南省科协第九届委员会常务委员，河南省肾脏病研究中心主任，郑州大学肾脏病研究所所长，中华医学会肾脏病学分会常务委员兼秘书长，中华医学会医学信息学分会候任主任委员，中国研究型医院学会肾脏病学专业委员会主任委员，中国医院协会常务理事，血液净化中心分会副主任委员，河南省医学会血液净化学分会、医学科普学分会主任委员，河南省研究型医院学会会长，河南省医学大数据研究院理事长，河南省慢性肾脏疾病精准诊疗重点实验室、肾病临床医学研究中心主任。曾任郑州大学第一附属医院院长、郑州大学副校长。获国家科技进步二等奖 1 项，河南省科技进步一等奖 1 项、二等奖 6 项。

王成增

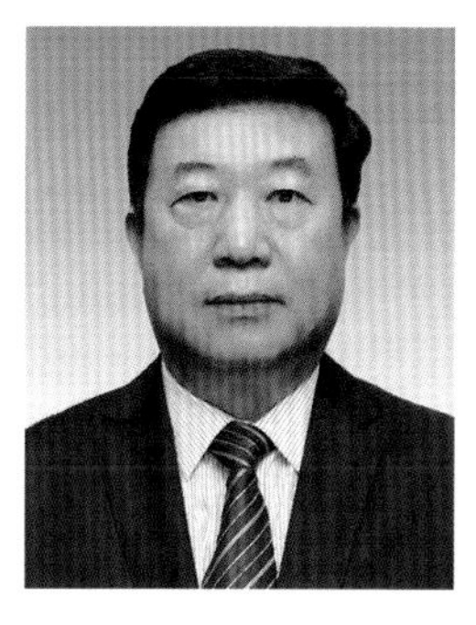

主任医师，管理学博士，硕士研究生导师，现任郑州大学第一附属医院党委书记、院长。

长期从事医院管理、公立医院改革、影像诊断等方面的研究和实践工作，曾任河南省卫生健康委副主任，河南省肿瘤医院党委书记、院长，河南省医学会副会长、秘书长等职务，曾兼任中华医学会健康管理分会常委、中国抗癌协会常务理事、中国医院协会理事及肿瘤医院管理分会常委、中国医院协会自律维权工作委员会委员、河南省医院协会副会长、河南省医师协会副会长、河南省抗癌协会副理事长、河南省医学会健康管理分会主任委员、河南省超声医学工程学会理事会副会长、河南省健康管理学会理事长。曾先后荣获“全国优秀院长”“全国医药卫生系统创先争优活动先进个人”“全国医院服务改革创新人物奖”“全省卫生系统先进工作者”“河南省五一劳动奖章”“河南省先进工作者”等荣誉称号。多年来，主持参与完成科研项目20余项，获科技成果奖10余项，发表论文60余篇，发明专利3项，主编、参编专著7部。

主译简介

孙同文

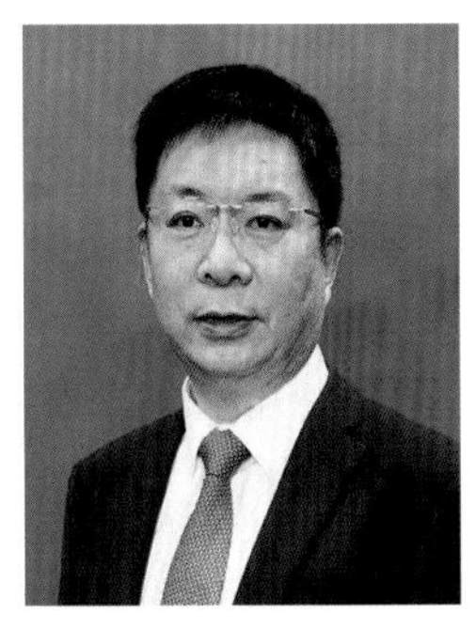

郑州大学第一附属医院急诊党支部书记、综合 ICU 科主任，主任医师，二级教授，博士研究生导师，享受国务院特殊津贴。河南省优秀专家，"中原千人计划"中原领军人才，河南省重症医学工程研究中心、河南省重症医学重点实验室主任、郑州市脓毒症重点实验室主任。担任中国研究型医院学会危重医学专委会主任委员，中国医药教育协会重症医学分会副主任委员，中国医师协会重症医学医师分会委员，中华医学会灾难医学分会委员，第八届国家卫生健康标准委员会医院感染控制标准专业委员会委员，国家真菌耐药监测网专家委员会委员，全球华人临床微生物与感染症学会(GCACMID)理事，《Intensive Care Research》主编，《中华卫生应急电子杂志》副总编辑，《World Journal of Emergency Medicine》编委，《中华急诊医学杂志》编委。发表 SCI 论文和中华系列杂志论文 80 余篇，主持国家自然科学基金 3 项，获河南省科技进步奖二等奖 3 项，中国研究型医院学会医学研究创新奖一等奖 1 项。

中文版序言一

脓毒症是感染引起的危及生命的器官功能障碍，发病率高，病死率高，医疗花费巨大，是全球范围内重要的医疗健康问题。脓毒症的定义虽然不断完善，但争议依然不断；脓毒症的筛查和诊断手段不断增多，但方法不尽相同；脓毒症的治疗策略不断取得进展，但仍无特效治疗。探索如何更好地认知脓毒症，进行有效的脓毒症管理，迫在眉睫。

《Sepsis》一书由多位国际知名专家共同编写，由郑州大学第一附属医院综合ICU孙同文教授担任主译，众多重症医学博士研究生、硕士研究生和临床一线重症医学教授、副教授共同翻译。该书从脓毒症的定义、脓毒症的免疫、生物标志物及其实际应用、脓毒症的治疗成本和总体影响、抗生素耐药机制、脓毒症的管理，以及影像学诊断在脓毒症、器官功能障碍等方面的应用，详细介绍了脓毒症的诊疗基本情况，是一部不可多得的脓毒症入门参考书。

本书中文版的面世，将为国内广大急诊医学、重症医学的专科医生和研究生提供系统全面的脓毒症相关基础知识，为临床工作提供帮助，为脓毒症患者的早期诊断、合理治疗提供参考，以期进一步改善脓毒症患者预后！

河南省医学会会长 阚全程

中文版序言二

脓毒症是重要的全球公共卫生问题之一，病死率高，疾病负担重。急性肾损伤（AKI）是脓毒症最常见的并发症。在重症监护室（ICU）中，大约53%的AKI由脓毒症引起，且死亡风险更高，住院时间更长，预后更差。早期识别AKI，尽早干预，是改善预后的关键。

近年来，脓毒症在理论研究上有了较大的进展，而且在治疗方法上也有明显的革新。脓毒症的发生发展机制有了新的解释，新的生物标志物的临床应用也有了更多的经验积累。翻译*Sepsis*一书的工作者包括我国重症医学的著名教授，也包括一些在重症医学领域的中青年临床医生。他们在临床及科研工作中对于脓毒症的诊断及治疗积累了大量的经验，并且对脓毒症的发病机制有深刻的认识。

翻译该书的目的是将脓毒症最新的、客观清晰的概念展示给国内读者，让更多的人认识、了解脓毒症，并对这一疾病更加重视。希望对解决临床工作中的实际问题有所帮助，同时为脓毒症的科学研究提供理论参考。

河南省研究型医院学会会长 刘章锁

中文版序言三

脓毒症指由宿主对感染的反应失调引起的危及生命的器官功能障碍。尽管抗感染治疗及器官功能支持技术不断进步，脓毒症病死率仍居高不下，是世界范围的主要公共卫生问题。2017 年，世界卫生组织（WHO）将脓毒症定为全球卫生重点问题，并向各国政府发出呼吁："优先加强脓毒症的预防、诊断和治疗。"

Sepsis 是一部系统讲述脓毒症的著作。本书主编哥伦比亚博斯克大学吉勒尔莫·奥尔蒂斯·鲁伊斯教授，以及哥伦比亚卡塔赫纳大学卡梅罗·杜纳斯·卡斯泰尔教授是重症医学领域全球知名专家，常年致力于感染相关危重病医学，尤其是脓毒症的流行病学、基础和临床研究。

本书于 2004 年问世以来，深受全球重症医学医护人员的赞赏，2006 年修订了第二版，2017 年修订了第三版。书籍内容翔实新颖，阐述了脓毒症的历史、脓毒症定义、脓毒症生物标志物及抗生素的应用，详细介绍了影像学在脓毒症及其所致器官功能障碍中的应用，还介绍了高效治疗团队建设新策略及脓毒症的模拟教学。

本书主译为郑州大学第一附属医院综合 ICU 主任孙同文教授。孙教授团队长期从事脓毒症相关基础与临床研究，在繁忙的临床、科研、教学工作之余，付出了大量辛勤劳动，翻译了本书，我真诚地将此书推荐给重症医学、急诊医学、麻醉学的各位同仁。希望本书可以帮助我国重症医学及其他各学科医生系统学习脓毒症，使他们快速、全面地了解脓毒症的发生、发展与病理机制，掌握脓毒症诊断及治疗方法，从而更好地造福患者，改善脓毒症预后。

郑州大学第一附属医院党委书记、院长 王成增

中文版前言

脓毒症(sepsis)是感染引起的机体免疫反应失调导致的危及生命的器官功能障碍。全球脓毒症联盟(Global Sepsis Alliance,GSA)公布的数据显示:因脓毒症死亡的人数超过了前列腺癌、乳腺癌和艾滋病致死人数的总和。中国2015年统计数据显示:超过100万的患者死于脓毒症,其病死率高于欧美发达国家平均水平。世界卫生组织(World Health Organization,WHO)向各国政府发出特别呼吁:“优先加强脓毒症的预防、诊断和治疗。”

“脓毒症”是一个古老的名词。古希腊名医希波格拉底认为,脓毒症是伤口腐烂、化脓;古罗马名医盖伦认为,脓毒症是伤口化脓、愈合的过程。1914年,德国内科医生肖特穆勒首次提出感染是脓毒症的根本发病原因。1945年,青霉素和磺胺类药物应用于临床,挽救了诸多感染性疾病患者的生命。但后续发现,即使用抗生素杀死进入机体的微生物,依然会遗留器官功能障碍甚至危及患者生命。1991年,美国胸科医师学会/美国重症医学会(ACCP/SCCM)在芝加哥召开会议,定义脓毒症为感染引起的全身炎症反应综合征,即“脓毒症1.0”概念。2002年,美国危重病学会(SCCM)、欧洲危重病协会(ESICM)和国际脓毒症论坛(ISF)共同发起“拯救脓毒症运动”(surviving sepsis campaign,SSC),旨在提高对脓毒症的认识,加强诊疗合作,降低病死率。2004年发布首个脓毒症诊疗指南,此后每4年进行更新,为全球脓毒症的规范诊治提供重要参考。脓毒症定义几经变革,广大临床医生对脓毒症的认识需要进一步强化。普及、推广脓毒症诊治指南,强调1小时集束化方案,可以规范诊治,改善预后。

施普林格出版社出版的《Sepsis》一书是介绍脓毒症的专著,涵盖了脓毒症的诊断、治疗、管理等最新进展。全书分为11章,对脓毒症的定义、经济学影响、脓毒症标志物的认识、抗生素的解读及耐药机制的解决方法、脓毒症患者的整体管理、多脏器功能的维护、团队的协作以及脓毒症的鉴别诊断等做了精辟论述。非常适合年轻急危重症医生及重症专科医生学习参考。

本书由郑州大学第一附属医院综合ICU团队翻译并审校,在忠实表达原著者理念的基础上,结合临床实际,用通俗易懂的语言表达出来,相信会对大家的临床实践有一定的帮助。

由于中外术语表述及语言表达习惯有所差异，书中可能会存在一些疏漏及欠妥之处，真诚希望大家不吝赐教，我们将虚心学习和改进。

郑州大学第一附属医院

原著前言

脓毒症是一个全球性的公共卫生问题,每年有超过300万人住院治疗。尽管现代医学发展迅速,但每年仍有超过530万人死于脓毒症。它仍然是重症监护病房非冠状动脉疾病患者死亡的主要原因,估计总死亡率约为30%。

要解决这个严峻的问题,必须有一个客观、明确和普遍的定义。尽管对疾病最初的描述可以追溯到3500多年前,但直到1992年,才对该疾病的定义达成共识。从1992年专家的共识定义开始,基于大样本的临床研究,人们对该疾病的认识不断增加,其定义也在不断完善。我们对脓毒症和脓毒症休克的定义已发生的变化,以及这些变化的基本原理进行了历史总结。2016年,关于脓毒症的最新定义尽管取得了巨大的成就,但仍然受到了大量的质疑,表明脓毒症的定义仍需进一步完善。

本文从脓毒症的定义、脓毒症的免疫、生物标志物及其实际应用等方面的基本情况进行综述,还回顾了脓毒症的治疗成本和总体影响,以及抗生素耐药性的总经济成本。尽管各方估计不尽相同,但超出的直接医疗保健费用高达200亿美元,每年因劳动力损失而给社会带来的额外成本高达350亿美元。

本文介绍了影像学诊断在脓毒症、器官功能障碍及耐药机制等方面的应用。

我们从抗菌谱中获得和提取的信息具有很大的临床和流行病学指导意义,因为,一方面它可以指导在感染过程中选择合理的抗菌药物,另一方面可以避免以不必要的方式使用其他抗生素,从而降低对生态环境的影响。

在本文中,我们介绍了抗生素耐药的严重性、抗生素滥用对环境的影响和解决抗生素耐药问题的紧迫性。最后,我们回顾了脓毒症和脓毒症休克的非抗生素治疗方式,培养高效治疗团队的新策略,以及医学模拟在脓毒症教学模式中的应用。

我们希望本文对读者有所帮助,并引起对这一古老疾病的关注,提高大众对脓毒症的知晓率。

吉勒尔莫·奥尔蒂斯·鲁伊斯

卡梅罗·杜纳斯·卡斯泰尔

目　录

CONTENTS

第一章 脓毒症定义的演变

Carmelo Dueñas-Castell,Guillermo Ortiz-Ruiz,Diana Borré-Naranjo 著

王 栋 张瑞芳 译 张曙光 韩 冰 校

在美国,脓毒症每年导致超过 300 万人住院[1-3]。尽管现代医学(疫苗、抗生素、器官支持疗法)取得了进步,但全世界仍有超过 530 万人死于脓毒症。美国脓毒症死亡人数超过了乳腺癌、结肠癌和艾滋病死亡人数的总和[1-5]。此外,患者的医疗费用及幸存者的身心创伤均给家庭和社会造成了巨大的经济负担[1-5]。其总支出超过 20 万亿美元,为美国医院里花费最多的疾病[6]。

面对这样一个普遍存在的问题,有个清晰、客观的定义至关重要。在统一的定义下,可以量化问题、量化治疗干预的结果、规范分类、规范多中心临床试验,进而促进学术交流[2]。纵观历史,脓毒症的定义一直在变化[2]。关于脓毒症的第一次描述出现在 3500 多年前的一些埃及纸莎草纸上[7]。"脓毒症"一词起源于希腊语,出现在荷马的《伊利亚特》中,并在约 2400 年前被希波克拉底使用[7-9]。希腊人使用"脓毒症"一词描述腐烂或腐败。几个世纪后,有人描述了炎症现象及器官功能障碍[2,3,7-10]。当微生物被发现时,脓毒症被认为是与这些细菌相关的感染[2]。

1992 年,在罗杰·波恩(Roger Bone)博士推动下发表的脓毒症共识,第一次定义了脓毒症的概念[11],即宿主对感染的炎症反应[11]。当时定义全身炎症反应综合征(Systemic Inflammatory Response Syndrome,SIRS)的标准有 4 个,即体温、心率、呼吸频率和白细胞计数。SIRS 的定义至少符合以下 2 个标准:①体温>38 ℃或<36 ℃;②心率>90 次/min;③呼吸频率>20 次/min 或过度通气 $PaCO_2$ < 32 mmHg;④白细胞>12 000 或<4000,或未成熟粒细胞比例超过 10%。

多年来,脓毒症病理生理学和症状学的复杂性使其诊断变得越来越困难。然而,脓毒症的高病死率迫使我们尽早做出诊断,以便更及时地实施干预措施。因此早年脓毒症的诊断标准比较宽泛,虽然提高了诊断灵敏度,但也失去了部分特异度[3,7-10,12,13]。脓毒症大约有 2000 种生物标志物,但目前仍然没有统一的诊断标准,使得脓毒症成为最复杂的诊断难题之一。1992 年取得的巨大进展是统一了脓毒症定义,这使得其诊断标准、流行病学研究以及治疗的规范化成为可能。

临床标准应有助于快速决策、指导临床诊断和治疗,指导识别并发症和死亡风

险较大的感染患者,并监测其对治疗的反应。

但是,2000 年通过电话访谈对 1000 名医生(包括 529 名重症医师)进行的定性调查发现,只有不到 20% 的受访者对脓毒症定义有正确的认识,大多数医生以是否出现发烧或低血压来诊断脓毒症[14]。

自 1991 年脓毒症定义的第一版国际共识发布以来,脓毒症被认为是一种异质性的临床综合征,从那时起,人们就对该标准的敏感性和特异性提出了严重的质疑。尽管如此,脓毒症是一种过度炎症的定义也流行了 10 多年。

2001 年发布的脓毒症定义的第二版国际共识认为,脓毒症是“一种兼有感染和全身炎症反应的临床综合征”[15]。共识制定委员会承认 SIRS 在诊断脓毒症患者时特异性较差,因此他们扩大了临床和亚临床标准的范围,以利于临床医生的诊断[15]。这一修改提高了脓毒症诊断的敏感性,但特异性有所下降。正如每位重症医生所知,许多患有 SIRS 的危重患者并没有脓毒症,而有些脓毒患者没有 SIRS[12,13]。

第二版专家共识在感染的基础上加了以下诊断标准:高热或体温过低、心动过速或呼吸急促、精神状态改变、水肿或液体平衡失衡、高血糖(无糖尿病病史)、白细胞增多或白细胞减少症、C 反应蛋白或降钙素原增高、低血压、混合静脉血氧饱和度低或高心脏指数、低氧、少尿或肌酸升高、凝血异常、肠梗阻、血小板减少、胆红素升高、乳酸升高和毛细血管充盈缓慢[15]。

这导致不同病例在定义上存在巨大异质性,而就脓毒症的流行病学而言,结果大相径庭。如最近有研究报告,每 10 万居民中有 300 ~ 1000 例脓毒症的年发病率[1,2,4,7,8]。

1992 年的共识定义了脓毒症、严重脓毒症的概念,并将脓毒症休克确定为脓毒症到多器官衰竭和死亡的潜在过程。1992 年共识的基本结构包括 SIRS、脓毒症、严重脓毒症和脓毒症休克的定义,2003 年、2008 年和 2012 年的指南中未做改动[16-18]。

脓毒症定义和标准的制定是基于专家的意见,力图为临床医生提供简单、通用、易得的工具,帮助临床医生识别脓毒症患者。这些标准不是针对感染制定的,应根据相关的临床表现进行解释,以确定是否真的存在感染,以及这些表现是否是感染引起的[14-18]。

与此同时,部分学者对此定义的真正诊断效率提出了严重怀疑,如下:

(1)这一定义比大规模的脓毒症研究中使用的定义要宽泛得多[19-22]。

(2)2006年,欧洲的一项调查显示,SIRS标准对严重感染的应答率为100%,但特异性仅为18%[23]。

(3)2012年,一项前瞻性观察研究显示,SIRS数据采集的微小变化会对脓毒症的发病率产生重大影响[24]。

(4)2013年,文森特博士及其同事认为,SIRS作为诊断标准的敏感性和特异性较低。他们进一步指出,SIRS标准主要存在以下3个问题[10]:第一,SIRS标准诊断敏感性非常高,90%以上的重症监护病房(ICU)患者都符合标准;第二,许多非感染性疾病(创伤、严重烧伤、胰腺炎)也符合SIRS标准;第三,几乎所有急性病患者都符合SIRS标准[10]。

(5)一项回顾性研究发现,在109 663名器官衰竭和感染患者中,有13 278人(12.1%)不符合传统脓毒症定义中SIRS的诊断标准[25]。严格遵守SIRS标准后排除了1/8的患者。因此,他们提出了基于感染和器官功能障碍的另一种定义[25]。

(6)不能简单地认为脓毒症是一种过度炎症状态,因为一些患者可能出现促炎和抗炎反应,而其他脓毒症患者则表现出免疫力受损的迹象[26]。此外,患者出现高免疫或低免疫状态往往取决于不同病原体或宿主因素,这些因素可能会在同一患者的疾病进程中发生变化。这在老年人和接受肾脏替代治疗的肾脏病患者中更不可预测[26]。

(7)一些出版物表明,临床医生通常不愿按照严格的共识定义对脓毒症进行诊断[27,28]。

(8)最近的研究报道了一项由94名医生参与的调查,其中大多数(88%)是重症专科医生:呼吸科医生(39%),麻醉科医生(19%),外科医生(9%)和急诊科医生(9%)。他们的平均工作年限为8年,大多数人(83%)认为自己能够应用脓毒症的定义。然而,他们对脓毒症5个级别分类(SIRS、脓毒症、严重脓毒症、脓毒症休克或以上均无)的一致性却较差。此外,在诊断脓毒症时,判断是否存在感染、是否存在急性器官功能障碍,以及这种功能障碍是否因感染引起是非常主观的[29]。在解释评估护理质量的倡议或研究,或在制作公开报告、测量对捆绑措施的依从性,或进行流行病学研究或调查时,应考虑诊断脓毒症的主观性。因此,研究者指出需要有客观的标准和标准化的方法,从而提高研究、监测、护理质量和报告的一致性和可比性[29]。

(9)在一组存在感染和器官功能障碍的患者中,Churpek 和同事发现 2 个或多个 SIRS 标准无法区分死亡风险[30]。2008—2013 年,在美国 5 家医院收治的 269 951 名患者中,近一半患者在入住 ICU 时符合 2 个或更多 SIRS 标准[30]。另外,1 个或多个器官功能障碍的发生率较低(14%)。然而,器官功能障碍与较高的死亡率(5.3% vs. 1.1%)相关,并随着器官受损数量的增加而增加[30]。因此,他们认为器官功能障碍是识别高死亡风险患者的更好选择[30,31]。

这种对脓毒症患者治疗方法的改变,与第 3 次国际共识成员提出的脓毒症和脓毒症休克的定义一致[30,31]。

2014 年,北美危重病医学会(Society of Critical Care Medicine,SCCM)和欧洲重症监护医学会(European Critical Care and Intensive Care Societies,ESICM)成立了一个由 19 位专家组成的小组,对脓毒症的定义进行了更新和/或修订,从而规范所使用的术语,提高脓毒症的早期诊出率,提高临床试验患者纳入的一致性。在几次会议之后,他们利用德尔菲法,基于对电子数据库记录的数据审查和分析,并通过投票系统,于 2016 年公布了脓毒症和脓毒症休克的新定义[32]。

对于这些新定义,他们认为[32]:

(1)脓毒症是感染致死的主要原因,尤其是当其没有被识别和正确治疗的情况下。

(2)脓毒症是一种由病原体和宿主因素引起的临床综合征,不同于由异常或不受调节的宿主反应和器官功能障碍引起的感染。

(3)脓毒症引起的器官功能障碍可能是隐蔽的,因此任何感染患者都应考虑到脓毒症的存在。由于不明感染可引起器官功能障碍,任何器官功能障碍都应警惕潜在的感染。

(4)脓毒症的临床和生物学表型可能会因既往疾病、并发症、药物或干预措施而改变。

(5)特异性感染可导致局部器官功能障碍,但不会引起不受控制的宿主反应。

评估 SIRS、序贯器官衰竭评估(SOFA)和器官功能障碍对疑似感染患者(n = 7932)死亡风险的预测能力,SOFA 对医院病死率的预测值是 0.74(95% CI:0.73~0.76),明显高于 SIRS[AUROC,0.64(95% CI:0.62~0.66)]。这支持了 SOFA 评分系统在脓毒症治疗中的应用。

考虑到 SOFA 的复杂程度较低、应用范围更广，他们提出用器官功能障碍重新定义脓毒症。因此，SOFA 评分≥2 分的患者将被归类为器官功能障碍。

SOFA 评分包括：呼吸（PaO_2/FiO_2 低）、凝血（血小板减少）、肝脏（高胆红素血症）、心血管（低血压）、中枢神经系统（精神状态改变）、肾脏（肌酐升高或少尿）。

1992—2001 年，脓毒症定义发生了巨大变化。脓毒症的新定义是："对感染的过度反应引起的危及生命的器官功能障碍。"这强调了一个被广泛认可的观点，即系统性炎症反应的存在并不一定反映宿主免疫失调状态，其最好由器官功能障碍来辨别。共识制定者强调，无器官功能障碍、低血压或低灌注的脓毒症与脓毒症休克截然不同，可能不需要采取积极的治疗方法。

SOFA 评分被公认为一种描述器官功能障碍的有价值的方法，但它对于早期识别 ICU 外的脓毒症患者来说有些复杂[33]。

Seymour 及其同事在队列研究中推导出一种称为快速 SOFA（qSOFA）的新量表，然后在验证 qSOFA 的诊断效能时发现，在 ICU 外疑似感染的患者（n=66 522）中，qSOFA 对病死率有很高的预测值[AUROC，0. 81（95% CI：0. 80～0. 82）]，与 SOFA 相似，且在统计学上优于 SIRS[AUROC，0. 76（95% CI：0. 75～0. 77）]。

因此，他们选择将 qSOFA 作为一种快速方法，来识别成年人中疑似感染且大概率会产生不良结局的患者，同时建议 SIRS 不应该用于评估疑似脓毒症患者。

快速 SOFA（qSOFA）由 3 个变量组成：①呼吸频率>22 次/min；②收缩压<100 mmHg；③精神状态，格拉斯哥评分<15。

对于疑似感染患者的识别，它是一种非常有效的工具，具有易记忆、易获得等优点，仅通过临床评估就可完成对患者的评估[3,33]。不应忽视的是，这些变量的存在可能与某些合并症、干预措施或既往用药有关，而且感染状态下的低血压并不一定有休克的存在。

需要注意的是，SOFA 和 qSOFA 评分反映的是器官功能急慢性改变情况，因此随时间变化的评分系统比静态值更有价值。

如果符合 2 个或 2 个以上的诊断标准，应鼓励医疗团队评估是否存在感染和/或器官功能障碍，启动或调整治疗方案，并考虑将患者转至重症监护室[3,32,33]。

临床诊断标准是一种早期预警系统。尽管目前临床有价值的标记物仍不完善，但低于 2 个标准的患者可能仍然是医疗团队所关注的对象，反之亦然。与 SIRS 标准一样，qSOFA 标准也适用于无感染的其他急性疾病患者，如低血容量、严重心力衰竭或大面积肺栓塞。因此,这些量表是帮助改善患者预后的工具,不应取代临床判断[3,34]。

同样,为确定脓毒症休克的定义,我们采用德尔菲法对文献进行系统回顾和Meta分析。共有92篇文献发表,他们使用的定义差异很大[13,32,35]。在回顾了3个数据库并评估了6个不同的标准之后,我们得出了以下结论:“伴有循环系统疾病和细胞代谢紊乱的脓毒症患者亚组的病死率显著增加”,并一致认为脓毒症休克患者可根据以下标准进行临床诊断[32,35]:①需要血管升压药物维持平均动脉压≥65 mmHg;②血清乳酸水平>2 mmol/L(>18 mg/dL);③在没有低血容量的情况下。

尽管新定义得到了国际社会的大力支持,但仍有人对其提出了不同意见。最主要的不同意见可能是发表在美国胸科医师学会(American College of Chest Physicians,ACCP)的官方出版物 *Chest* 上的一篇社论。CFCA 是 1992 年时推动达成脓毒症第一个共识的团体之一[36]。这篇社论列出了几个不同意脓毒症新定义的原因:

(1)没有充分的证据推翻先前的定义,先前定义已经被证明可以预测脓毒症患者病死率,并且在研究中针对先前定义实施的干预措施可以降低脓毒症总体病死率。

(2)不使用 SIRS 标准可能导致无法识别脓毒症的连续进程,直到患者进展为器官功能障碍。因此,CFCA 表示,这可能会导致无法识别潜在致命感染的迹象,发现时为时已晚。

(3)脓毒症国际共识应该有更多的急诊和临终关怀医学的专家参与,以解决新定义在脓毒症早期干预方面的缺陷。

(4)实际上,这种综合征大多是可以治疗的。

(5)记录来自不同专业的医生表达对新定义的担忧,新定义可能会导致部分患者因错过最佳治疗时机而失去生命,因此他们不支持采用新定义。

新定义的其他质疑也与之前的定义有一定关系[36]:所使用的临界点;选择的变量;器官功能障碍可能与感染没有直接关系,没有将感染过程与器官功能障碍结合起来;与先天免疫、并发症和感染特征(来源、接种物、微生物)相关的病理生理学上的明显差异。

新定义制定小组中部分专家表示,尽管新定义是对当前知识的最佳总结,但它们本身尚有不完善的地方,因此不能根据新定义绝对地说某个患者患有脓毒症,而另一个患者没有[37]。新定义没有提供一个金标准,使诊断准确并不完全可靠。脓毒症的新定义明确了疾病进展过程,其中感染会产生不受控制的炎症反应,导致器官功能障碍,进而威胁患者的生命。目前还不清楚是否所有脓毒症发病过程都是按上述过程进行的,并且还有其他非感染性疾病可以产生与感染相似的级联事件,今天我们称之为脓毒症[37]。对该定义的另一个挑战是,它仍然认为脓毒症的主要发病机制是免疫异常,就像 20 多年前一样,尽管有关该免疫致病机制的研究并没有得到预期的结果[37]。

显然,脓毒症定义的制定是非常复杂和困难的,尤其是当我们还没有完全了解脓毒症时[38,39]。在一篇综述中,Angus 及其同事[38,39]提出了一些问题,并为未来的发展概述了一个参考框架,同时提出了制定定义的标准可以由 6 个领域组成(可靠性、内容有效性、结构有效性、标准有效性、测量负担和及时性)。这 6 个领域的相对重要性取决于定义标准的目的(临床护理、基础和临床研究、监测、质量改进和审核)。使用该参考框架确定目的并应用这些领域,有助于评估现有的脓毒症诊断标准,并为未来的工作提供一个路线图,旨在改进这一目前仍在不断完善的定义。

参考文献

[1] Sun A, Mikkelsen M. The evolution of sepsis performance metrics: from mortality to hospital readmission. Crit Care Med. 2015;43(9):2031-2.

[2] Marshall J. Sepsis-3: what is the meaning of a definition? Crit Care Med. 44: 1459-60.

[3] Vincent J, Mira P, Antonelli M. Sepsis: older and newer concepts. Lancet Respir Med. 2016;4:237-40.

[4] Scott MC. Defining and diagnosing sepsis. Emerg Med Clin N Am. 2017;35: 1-9.

[5] Fleischmann C, Scherag A, Adhikari NK, Hartog CS, Tsaganos T, Schlattmann P, Angus DC, Reinhart K. Assessment of global incidence and mortality of hospital-treated sepsis. current estimates and limitations. Am J Respir Crit Care Med. 2016;193:259-72.

[6] Torio C, Andrews R. National inpatient hospital costs: the most expensive conditions by payer, 2011. Washington, DC: Agency for Health Care Policy and Re-

search (US); 2013.

[7] Kempker JA, Martin GS. The changing epidemiology and definitions of sepsis. Clin Chest Med. 2016;37:165-79.

[8] Moss M. Epidemiology of sepsis: race, sex, and chronic alcohol abuse. Clin Infect Dis. 2005;41(Suppl 7):S490-7.

[9] Botero JSH, Pe'rez MCF. The history of sepsis from ancient Egypt to the XIX century. 2012. http://www. intechopen. com/books/export/citation/End Note/sepsis-an-ongoing-and-significant-challenge/the-history-of-sepsis-from-ancient-egypt-to-the-xixcentury. Accessed 2 Jan 2017.

[10] Vincent JL, Opal SM, Marshall JC, Tracey KJ. Sepsis definitions: time for change. Lancet. 2013;381(9868):774-5.

[11] Bone RC, Balk RA, Cerra FB, Dellinger RP, Fein AM, Knaus WA, Schein RM, Sibbald WJ. Definitions for sepsis and organ failure and guidelines for the use of innovative therapies in sepsis. The ACCP/SCCM. Consensus Conference Committee. American College of Chest Physicians/Society of Critical Care Medicine. Chest. 1992;101(6):1644-55.

[12] Shankar-Hari M, Deutschman C, Singer M. Do we need a new definition of sepsis? Intensive Care Med. 2015;41:909-11.

[13] Abraham E. New definitions for sepsis and septic shock continuing evolution but with much still to be done. JAMA. 2016;315(8):757.

[14] Poeze M, Ramsay G, Gerlach H, Rubulotta F, Levy M. An international sepsis survey: a study of doctors' knowledge and perception about sepsis. Crit Care. 2004;8(6):R409-13.

[15] Levy MM, Fink MP, Marshall JC, et al. 2001 SCCM/ESICM/ACCP/ATS/SIS international sepsis definitions conference. Intensive Care Med. 2003;29(4):530-8.

[16] Dellinger RP, Carlet JM, Masur H, et al. Surviving sepsis campaign guidelines for management of severe sepsis and septic shock. Crit Care Med. 2004;32(3):858-73.

[17] Dellinger RP, Levy MM, Carlet JM, et al. Surviving sepsis campaign: international guidelines for management of severe sepsis and septic shock: 2008. Crit

Care Med. 2008;36(1):296-327.

[18] Dellinger RP, Levy MM, Rhodes A, et al. Surviving sepsis campaign: international guidelines for management of severe sepsis and septic shock, 2012. Intensive Care Med. 2013;39(2):165-228.

[19] Rivers E, Nguyen B, Havstad S, et al. Early goal-directed therapy in the treatment of severe sepsis and septic shock. N Engl J Med. 2001; 345 (19): 1368-77.

[20] ProCESS Investigators. Randomized trial of protocol-based care for early septic shock. N Engl J Med. 2014;370(18):1683-93.

[21] ARISE Investigators, ANZICS Clinical Trials Group, Peake S, et al. Goal-directed resuscitation for patients with early septic shock. N Engl J Med. 2014;371 (16):1496-506.

[22] Mouncey PR, Osborn TM, Power GS, et al. Trial of early, goal-directed resuscitation for septic shock. N Engl J Med. 2015;372(14):1301-11.

[23] Vincent J-L, Sakr Y, Sprung CL, et al. Sepsis in European intensive care units: results of the SOAP study. Crit Care Med. 2006;34(2):344-53.

[24] Klein Klouwenberg PM, Ong DS, Bonten MJ, et al. Classification of sepsis, severe sepsis and septic shock: the impact of minor variations in data capture and definition of SIRS criteria. Intensive Care Med. 2012;38(5):811-9.

[25] Kaukonen KM, Bailey M, Pilcher D, et al. Systemic inflammatory response syndrome criteria in defining severe sepsis. N Engl J Med. 2015; 372 (17): 1629-38.

[26] Drewry AM, Hotchkiss RS. Revising definitions of sepsis. Nat Rev Nephrol. 2015;11(6):326-8.

[27] Weiss SL, Fitzgerald JC, Maffei FA, Kane JM, Rodriguez-Nunez A, Hsing DD, et al. Discordant identification of pediatric severe sepsis by research and clinical definitions in the SPROUT international point prevalence study. Crit Care. 2015;19:325.

[28] Brown T, Ghelani-Allen A, Yeung D, Nguyen HB. Comparative effectiveness of physician diagnosis and guideline definitions in identifying sepsis patients in the emergency department. J Crit Care. 2015;30(1):71-7.

[29] Rhee C, Kadri SS, Danner RL, Suffredini AF, et al. Diagnosing sepsis is subjective and highly variable: a survey of intensivists using case vignettes. Crit Care. 2016;20:89.

[30] Churpek MM, Zadravecz FJ, Winslow C, Howell MD, Edelson DP. Incidence and prognostic value of the systemic inflammatory response syndrome and organ dysfunctions in ward patients. Am J Respir Crit Care Med. 2015;192(8):958-64.

[31] Smyth M, Daniels R, Perkins G. Identification of sepsis among ward patients. Am J Respir Crit Care Med. 2015;192(8):910-1.

[32] Singer M, Deutschman CS, Seymour CW, Shankar-Hari M, et al. The third international consensus definitions for sepsis and septic shock (sepsis-3). JAMA. 2016;315(8):801-10.

[33] Seymour CW, Liu VX, Iwashyna TJ, Brunkhorst FM, et al. Assessment of clinical criteria for sepsis: for the third international consensus definitions for sepsis and septic shock (sepsis-3). JAMA. 2016;315(8):762-74.

[34] Vincent J, Martin G, Levy M. qSOFA does not replace SIRS in the definition of sepsis. Crit Care. 2016;20:210.

[35] Shankar-Hari M, Phillips GS, Levy ML, Seymour CW, et al. Developing a new definition and assessing new clinical criteria for septic shock: for the third international consensus definitions for sepsis and septic shock (sepsis-3). JAMA. 2016;315(8):775-87.

[36] Simpson SQ. New sepsis criteria: a change we should not make. Chest. 2016;149(5):117-8.

[37] Deutschman CS. Imprecise medicine: the limitations of sepsis-3. Crit Care Med. 2016;44:857-8.

[38] Angus DC, Seymour CW, Coopersmith CM, Deutschman CS, et al. A framework for the development and interpretation of different sepsis definitions and clinical criteria. Crit Care Med. 2016;44:e113-21.

[39] Seymour CW, Coopersmith CM, Deutschman CS, Gesten F, et al. Application of a framework to assess the usefulness of alternative sepsis criteria. Crit Care Med. 2016;44:e122-3.

第二章　感染和抗生素的经济影响

Nelson Alvis-Guzman, Fernando De la Hoz-Restrepo, Hernando Pinzon-Redondo　著

孙雪毅　杜丽娟　译　方宇　石朝阳　校

一、疾病负担和流行病学迁移

流行病学家从不同方面阐述了疾病的影响。20 世纪 80 年代以前，死亡率分析一直是最重要的方法。90 年代，世界银行被委任进行首次全球疾病负担研究（GBD），并在 1993 年世界发展报告中发表了《投资健康》一文。这项研究为系统衡量世界健康问题做了最全面的努力，可以评估 107 种疾病和 483 种后遗症[1]。GBD 是疾病影响的衡量指标，包括因早逝的寿命损失年，以及因健康状况欠佳而处于不完全健康状态的寿命损失年，通常用伤残调整生命年（DALY）进行评估。一个 DALY 可以认为是失去健康生活的一年。我们可以将整个人口中这些 DALY 的总和或疾病负担视为衡量当前健康状况与理想健康状况之间的差距，即整个人群都可以活到高龄，远离疾病和残疾[2,3]。全球疾病负担研究将疾病原因分为 3 类：①传染病、围产期、母体遗传和营养状况；②非传染性疾病；③损伤[4]。

1972 年，AbdelR. Omran 提出了流行病学转变理论，描述了健康和疾病模式的复杂变化，以及这些模式与人口、经济和社会决定因素和后果之间的相互作用。支持这一理论的 5 个基本主张之一是，感染大流行逐渐被退行性和人为疾病所取代，成为主要发病率和主要死亡原因[5]。

尽管在 2015 年，慢性病是人类主要的死亡原因，但传染病死亡率仍居前十位。例如，在 2015 年全球登记的 5640 万例死亡中，下呼吸道感染导致的死亡有 320 万例。腹泻性疾病的死亡率在 2000—2015 年间几乎减半，但在 2015 年仍导致 140 万人死亡。同样的，结核病在同一时期造成的死亡人数较少，有 140 万，但仍是人类死亡的十大原因之一。对于所有国家来说，HIV/AIDS 不再位列世界十大死亡原因，但在发展中国家仍位列前十，2015 年有 110 万人因此而丧生[6]。2015 年的 GBD 显示，下呼吸道感染和营养缺乏等疾病病程进展较慢，而其他疾病（包括登革热和药物使用障碍）的死亡率增加[7]。

环境因素，例如气温升高可能会增加某些传染病（例如蚊子传播的传染病）所占比例。全世界每年罹患登革热的人数超过 3.9 亿，由于发展中国家用于监测的

资源有限,其疾病负担有可能被低估。疟疾仍然在一些发展中国家肆虐,特别是非洲、亚洲和南美洲,其对青蒿素治疗的耐药性可能会阻碍将来的防治。最近一项调查显示,每年大约有 4 亿疟疾病例[8-10]。

图 2.1 和图 2.2 显示了 1990—2015 年世界范围内死亡和 DALYs 的演变。表 2.1 表明了这些国家的收入水平与死亡率之间的关系。在低收入国家,感染性疾病在死亡中占主导;在高收入国家中,慢性病和退行性疾病则最常见。1990—2015 年间,这 2 种国家中因传染病和感染性疾病死亡比例有所下降。

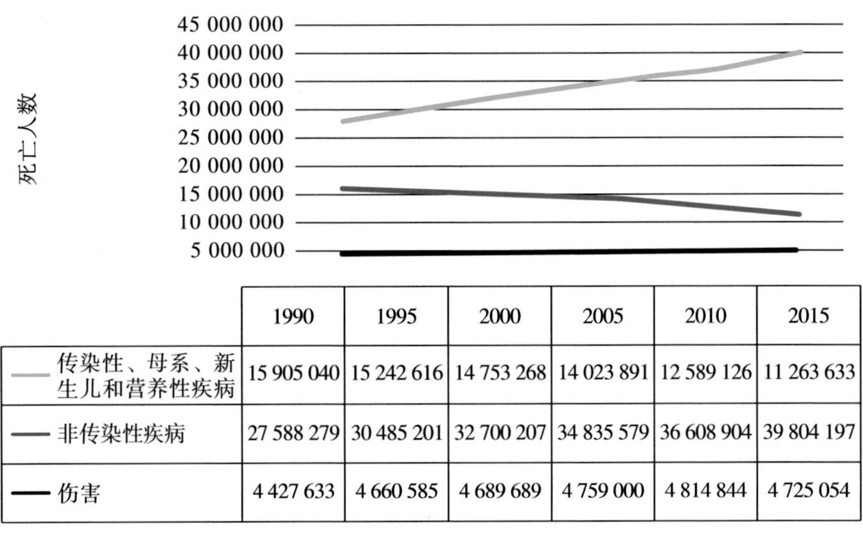

	1990	1995	2000	2005	2010	2015
传染性、母系、新生儿和营养性疾病	15 905 040	15 242 616	14 753 268	14 023 891	12 589 126	11 263 633
非传染性疾病	27 588 279	30 485 201	32 700 207	34 835 579	36 608 904	39 804 197
伤害	4 427 633	4 660 585	4 689 689	4 759 000	4 814 844	4 725 054

图 2.1 世界上三大类疾病负担致死人数(1990—2015 年)(资料来源:作者根据[11]制作)

百万伤残调整寿命年

1 600.0
1 400.0
1 200.0
1 000.0
800.0
600.0
400.0
200.0

	1990	1995	2000	2005	2010	2015
传染性、母系、新生儿和营养性疾病	1 196.2	1 116.6	1 049.1	968.0	852.0	741.6
非传染性疾病	1 092.8	1 181.1	1 254.6	1 322.2	1 380.5	1 473.5
伤害	272.3	276.2	270.2	263.1	260.2	249.8

图 2.2 DALYs(伤残调整生命年),按世界疾病负担的三类原因进行分类(1990—2015 年)(资料来源:作者根据[11]制作)

考虑到两类最重要的感染性疾病(腹泻、下呼吸道感染,其他常见感染性疾病,脑膜炎),变化(减少)的百分比随收入水平而变化,正如预期的那样,发达国家(高收入)在那期间死亡比例较低(表2.2和图2.3至图2.7)。

表2.1 按疾病负担分组每10万人的死亡人数和死亡率(1990和2015)

病因	1990年死亡人数	%	2015年死亡人数	%	1990年死亡人数/10万	2015年死亡人数/10万
传染性、母系、新生儿和营养性疾病	15 897 278	33.2	11 256 802	20.2	1 655.5	767.2
高收入	553 365	1.2	662 512	1.2	54.0	53.8
中高收入	2 781 060	5.8	1 515 225	2.7	135.9	59.0
中低收入	9 433 235	19.7	6 266 103	11.2	494.6	213.9
低收入	3 129 618	6.5	2 812 962	5.0	971.0	440.5
非传染性疾病	27 569 752	57.6	39 769 287	71.3	2 058.5	2 131.3
高收入	7 707 293	16.1	9 512 701	17.1	752.2	772.7
中高收入	10 794 811	22.5	14 956 504	26.8	527.7	582.6
中低收入	7 891 774	16.5	13 228 217	23.7	413.8	451.6
低收入	1 175 874	2.5	2 071 865	3.7	364.8	324.4
伤害	4 425 110	9.2	4 721 926	8.5	351.0	259.8
高收入	640 312	1.3	639 782	1.1	62.5	52.0
中高收入	1 868 549	3.9	1 690 063	3.0	91.3	65.8
中低收入	1 541 313	3.2	1 899 523	3.4	80.8	64.8
低收入	374 936	0.8	492 559	0.9	116.3	77.1
总计	47 892 140	100.0	55 748 016	100.0	4 065.0	3 158.3

来源:参考文献[11]

表 2.2 根据疾病负担及国家收入分组的死亡人数(每 10 万)的伤残调整寿命年(1999 和 2015)

疾病	1990 年	2015 年	%
腹泻,下呼吸道感染和其他常见传染病	67 954.9	20 421.4	-69.9%
世界银行高收入	733.7	609.2	-17.0%
世界银行中等偏上收入	4 823.7	953.2	-80.2%
世界银行中等偏下收入	17 761.0	4 861.8	-72.6%
世界银行低收入	34 164.8	10 702.3	-68.7%
全球	10 471.7	3 295.0	-68.5%
脑膜炎	5 235.7	2 397.7	-54.2%
世界银行高收入	54.5	20.0	-63.3%
世界银行中等偏上收入	285.2	76.2	-73.3%
世界银行中等偏下收入	1 096.7	466.4	-57.5%
世界银行低收入	3 095.9	1 490.7	-51.9%
全球	703.5	344.5	-51.0%

来源:参考文献[11]

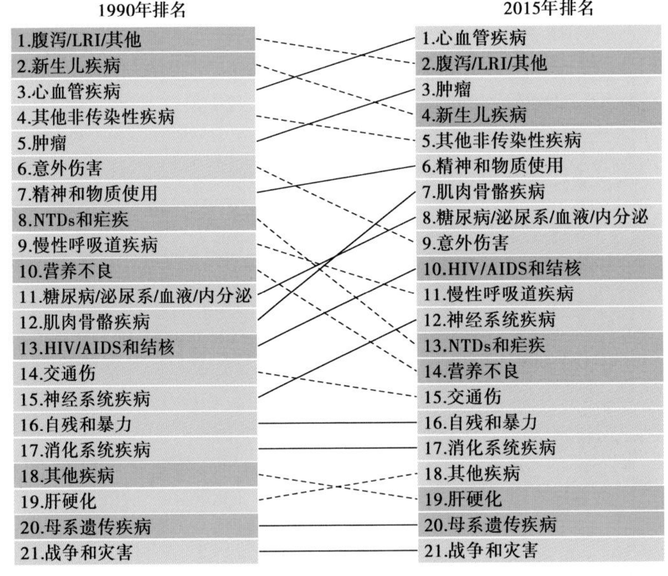

图 2.3 所有国家/地区人群的伤残调整寿命年(每 10 万)排序(资料来源:作者根据[11]制作)

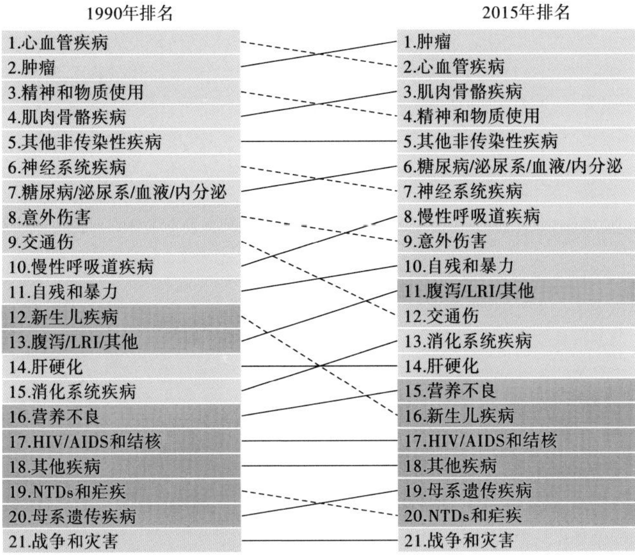

图2.4 高收入国家/地区人群的伤残调整寿命年(每10万)排序(资料来源:作者根据[11]制作)

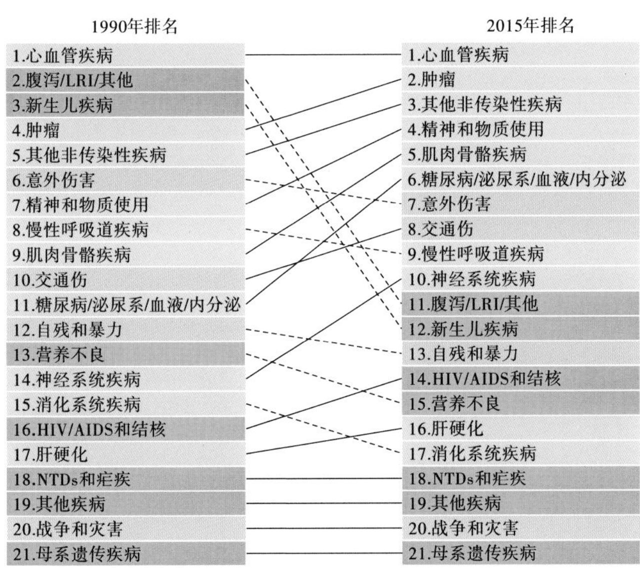

图2.5 中等偏上收入国家/地区人群的伤残调整寿命年(每10万)排序(资料来源:作者根据[11]制作)

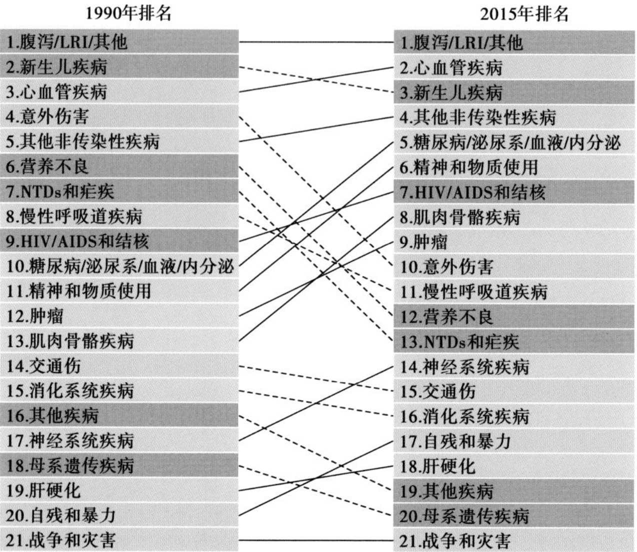

图 2.6 中低收入国家/地区人群的伤残调整寿命年(每 10 万)排序

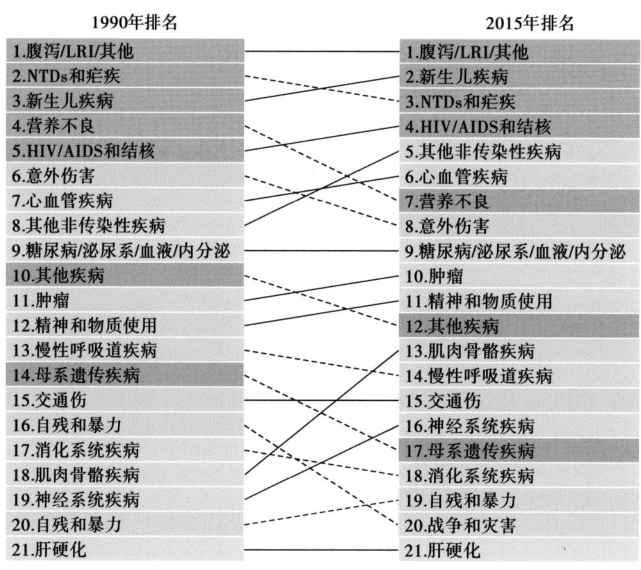

图 2.7 低收入国家/地区人群的伤残调整寿命年(每 10 万)排序(资料来源:作者根据[11]制作)

二、抗生素消耗和不当使用

抗生素时代始于 1928 年，伦敦圣玛丽医院的亚历山大 · 弗莱明发现了青霉菌。他发现其产生了一种物质（青霉素），该物质杀死了他正在检查的细菌。新抗生素可以有效治疗一些致命性疾病，如肺炎、结核病和产褥感染[12]。

尽管抗生素已减轻了常见感染性疾病的负担，并已成为许多医学干预措施必不可少的手段，但抗生素的耐药性问题仍是研究和治疗感染的主要挑战[13]。直至今日，世界仍需新抗生素的研究和生产[14]。许多证据表明，感染性疾病发病率下降，抗生素可能在其中发挥了非常重要的作用。尽管抗生素出现在 20 世纪初，但巩固抗生素的治疗任重而道远。

在过去的 10 年中，在全球范围内抗生素耐药性以惊人速度增长，联合国大会将此问题视为对人类健康、可持续发展和安全的最大威胁[15]。对严重感染不适当的经验性抗生素治疗与死亡率增加有关。不必要的抗感染治疗与耐药性相关[16]。抗生素的不当使用会危害个人健康并浪费医疗资源[17]。

抗生素耐药性是当前世界最大的公共卫生威胁。如果不减缓耐药性的增长速度，模型显示，到 2050 年，由耐药性感染导致的死亡人数将从目前的每年 70 万人增加到超过 1000 万人。全球经济损失预估为 100 万亿美元[18]。过度使用抗生素并蔓延至整个社会是导致抗生素耐药的主要原因。长期以来，通过使用低于治疗浓度的抗生素促进生长和缩短上市时间，以及使用抗生素对健康饲养的动物进行大规模治疗（过敏反应）以预防感染，一直支持通过集约化养殖实现高水平的动物蛋白生产[18]。

抗生素耐药性感染给本已不堪重负的美国医疗保健系统增加了巨大且可避免的成本。在大多数情况下，抗生素耐药性感染需要延长和/或更昂贵的治疗，延长住院时间，需要额外医疗投入，与容易用抗生素治疗的感染相比，会导致更多的伤残和死亡。抗生素耐药性给美国经济带来的总经济成本一直难以计算，但超额的直接医疗费用高达 200 亿美元，而生产力损失给社会带来的额外损失每年高达 350 亿美元（2008 年）[19]。

关于发展中国家抗生素耐药性的负担和成本的相关研究较少。Alsan 等人[20]分析了世界卫生组织抗生素耐药性全球监测报告中的数据，并评估了中低收入国家用于治疗耐药菌感染的公共部门药物的自付费用和公费费用（LMIC）。他们发现,自付费用的增加与细菌耐药性的增加之间存在很强的相关性[20]。

根据 Bhutta[21]报道,在发展中国家,导致儿童严重疾病的常见细菌肺炎链球菌和流感嗜血杆菌,对青霉素和复方新诺明等廉价抗生素的耐药性已增加。这应该会对发展中国家卫生服务的不稳定预算产生巨大影响,因为需要使用更昂贵的抗生素治疗由这些细菌引起的感染[21]。

在哥伦比亚,Lemos 等人[22]的一项研究表明,感染耐碳青霉烯鲍曼不动杆菌的患者与感染相同细菌敏感菌株的患者相比,临床不良事件以及经济成本在统计学上明显增加。平均而言,即使在控制感染类型、疾病严重程度、年龄和其他特征后,感染耐药不动杆菌也会使医院成本增加 1.6 倍[22]。哥伦比亚的其他研究发现,医院获得性肺炎和尿路感染的费用与未获得院内感染的患者相比有增加。与未获得医院感染的患者相比,院内获得性肺炎和尿道感染的医疗费用增加[23,24]。其他拉丁美洲国家的相关研究也显示出了类似的结果[25,26]。

美国疾病预防控制中心认为,抗生素耐药性知识的差距受限于国家、州和联邦监测,以及应对紧急和新出现的抗生素耐药性威胁的能力,即使是像耐碳青霉烯类肠杆菌(cre)和淋球菌这样的关键病原体[19]。此外还指出,对抗生素耐药的发生率、流行率、死亡率和成本没有完整的了解。

抗菌药物的应用是抗生素耐药性发生的主要驱动因素,各国抗生素耐药性的差异部分归因于抗生素使用的剂量和方式不同[13]。所有抗生素中,估计有 80%是在社区应用的,在没有处方的情况下购买抗生素的情况很普遍,尤其是在低收入和中等收入国家(LMIC)。在不同经济水平的许多国家中,临床医生都有过度使用抗生素的情况。重症患者的汇集、医院通过流动患者群体的相互联系,以及高密度抗生素的应用,都使院内抗生素的使用变得异常重要[27]。

2000—2010 年间,抗生素的使用增长了 36%(从 540 亿个标准单位增加到 736 亿个标准单位)。巴西、俄罗斯、印度、中国和南非占这一增长的 76%。在大多数国家,抗生素的使用常随季节而变化。碳青霉烯类和多黏菌素的使用分别增长了 45%和 13%[13]。

近年来,关于抗生素不合理应用的报道越来越多。在美国,疾病控制和预防中心(CDC)20 多年来一直致力于减少不适当的抗生素处方,对于通常不需要抗生素治疗的急性呼吸道感染性疾病,抗生素的应用略有减少,但仅限于儿童而不是成年人[28]。

三、经济负担

2015 年,世界银行估计当时全球的 GDP 为 741 524 亿[29],占世界人口 16.2%的高收入国家 GDP 占 63.9%,人均 39 939 美元,医疗卫生支出占其 GDP 的 12.3%[30]。低收入国家人口占世界的 8.7%,但 GDP 仅占 0.5%,人均医疗费用平均为 37 美元。拉丁美洲和加勒比国家人口占世界的 8.6%,GDP 占 7.1%,平均医疗卫生支出为每人 714 美元。2015 年,美国的医疗卫生支出增长了 5.8%,达到 3.2 万亿美元,即人均 9990 美元,占医疗卫生支出的比重超过 GDP 的 17%[31](表 2.3)。

表 2.3 全球国内生产总值、人口和卫生支出(美元)

国家分组	2015 年人均 GDP	%人口	%GDP	2014 年人均健康支出	2014 年健康支出%GDP
全球	10 093	100.0	100.0	1061	9.9
高收入	39 939	16.2	63.9	5251	12.3
OECD 成员国	36 091	17.5	62.4	4735	12.4
IDA 和 IBRD 合计	4447	84.2	37.1	274	5.9
低/中等收入	4345	83.8	36.1	267	5.8
中等收入	4776	75.2	35.6	292	5.8
IBRD	5566	61.6	34.0	349	6.0
东亚和太平洋	9512	31.0	29.2	643	6.9
中高收入	7901	35.3	27.6	518	6.2
欧洲和中亚	22 112	12.4	27.1	2420	9.5
北美	54 831	4.9	26.4	8990	16.5
美国	56 116	4.4	24.3	9403	17.1
欧盟	32 005	6.9	22.0	3613	10.0
东亚和太平洋(排除高收入)	6488	27.7	17.8	334	5.3
东亚和太平洋(IDA 和 IBRD 国家)	6557	27.4	17.8	334	5.3

表2.3(续)

国家分组	2015 年人均 GDP	%人口	%GDP	2014 年人均健康支出	2014 年健康支出%GDP
欧洲地区	34 182	4.6	15.6	4135	10.4
中国	8028	18.7	14.8	420	5.5
中低收入	2002	39.8	7.9	90	4.5
拉美和加勒比	8364	8.6	7.1	714	7.2
欧洲和中亚(IDA 和 IBRD 国家)	7538	6.2	4.6	603	6.4
中东和北非	7407	5.8	4.2	433	5.3
欧洲和中亚(排除高收入)	7034	5.6	3.9	570	6.4
南亚(IDA 和 IBRD)	1542	23.7	3.6	67	4.4
南亚	1542	23.7	3.6	67	4.4
撒哈拉以南非洲	1588	13.6	2.1	98	5.5
撒哈拉以南非洲(IDA 和 IBRD 国家)	1588	13.6	2.1	98	5.5
撒哈拉以南非洲地区(排除高收入地区)	1587	13.6	2.1	98	5.5
中欧和波罗的海	12 403	1.4	1.7	953	6.8
低收入	618	8.7	0.5	37	5.7

国际开发协会(IDA)是世界银行的一部分,旨在帮助世界上最贫穷的国家。国际复兴开发银行(IBRD)的成立是为了自给自足,并为中等收入和信誉良好的贫困国家提供贷款和咨询服务。

2015 年,美国医疗保健的处方药支出为 3246 亿美元(10%)。尽管 2015 年相关支出的增长速度低于 2014 年的 12.4%,但其支出仍超过所有其他服务[31]。

根据“2021 年全球药品展望”的研究[32],以 4%~7% 的增长率计算,到 2021 年,全球药品支出将达到近 1.5 万亿美元(按发票价格计算),比 2016 年高出近 3700 亿美元。这一增长将受到治疗肝炎和癌症的新药的推动(图 2.8)[32]。

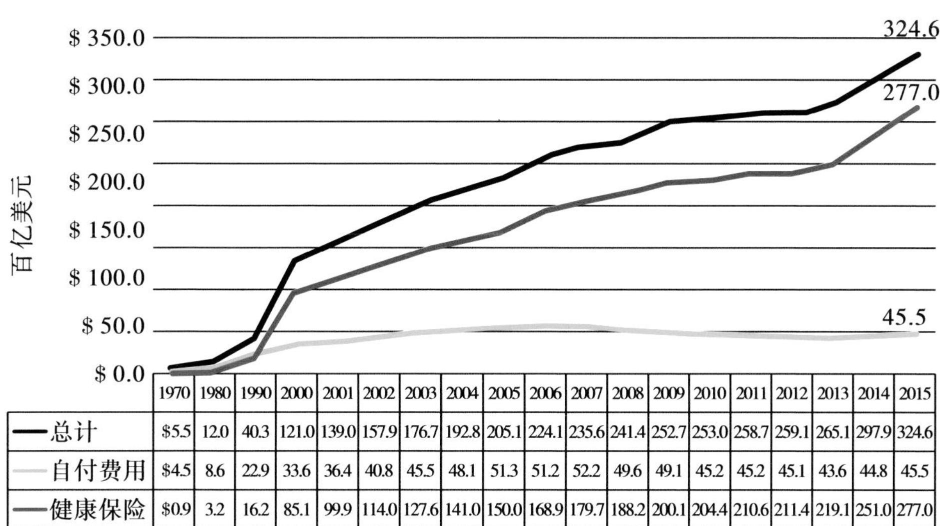

	1970	1980	1990	2000	2001	2002	2003	2004	2005	2006	2007	2008	2009	2010	2011	2012	2013	2014	2015
总计	$5.5	12.0	40.3	121.0	139.0	157.9	176.7	192.8	205.1	224.1	235.6	241.4	252.7	253.0	258.7	259.1	265.1	297.9	324.6
自付费用	$4.5	8.6	22.9	33.6	36.4	40.8	45.5	48.1	51.3	51.2	52.2	49.6	49.1	45.2	45.2	45.1	43.6	44.8	45.5
健康保险	$0.9	3.2	16.2	85.1	99.9	114.0	127.6	141.0	150.0	168.9	179.7	188.2	200.1	204.4	210.6	211.4	219.1	251.0	277.0

图 2.8 零售处方药支出，按美国的资金来源划分(1970—2015 年)(资料来源：作者根据[33]制作)

另外，感染性疾病和抗生素使用给医疗保健系统，以及患者及其家人带来了巨大的健康和经济负担。2 种成本类型很重要：一方面是与治疗相关的直接医疗成本，另一方面是与生产力损失相关的间接成本。

根据《美国医疗保健中的可避免的成本》显示，可避免的抗生素滥用成本约为 350 亿美元，从 270 亿美元到 420 亿美元不等[34]。这些费用中住院费用占 95%，其余为门诊费用。造成这种经济负担的原因是抗生素耐药性感染、更长的医疗周期、昂贵的二线和三线抗生素治疗，以及防止耐药菌株传播的筛查和诊断[34]。

2021 年抗生素支出将增长 2%～5%，美国将继续领先。表 2.4 显示了 2013 年美国联邦医疗保险 D 部分受益使用的主要和最常见的抗生素[27]。2013 年，D 部分受益人参与的门诊抗生素报销申请超过 5400 万份，相当于抗生素总支出达 15 亿美元以上[35]。

表 2.4 美国联邦医疗保险 D 部分受益人使用的最常见的 10 种处方抗生素(2013)

抗生素	索赔总额/百万	总费用/百万
阿奇霉素	6.3	$ 83.10
环丙沙星	5.8	$ 41.50
阿莫西林	4.5	$ 24.80

表2.4(续)

抗生素	索赔总额/百万	总费用/百万
甲氧苄啶和磺胺甲恶唑(复方新诺明)	3.5	$23.90
头孢氨苄	3.4	$26.50
左氧氟沙星	3.2	$46.50
阿莫西林和克拉维酸	2.2	$49.00
多西环素	2.0	$149.30
呋喃妥因	1.5	$68.90
莫匹罗星	1.3	$22.00

来源:CDC[27]。

四、结论

在发达国家和发展中国家,感染性疾病和抗菌药物的耐药性似乎对公共卫生影响深远。尽管发达国家在这方面的信息更详细,但发展中国家和LMIC的少量数据也显示出抗菌剂和抗生素耐药性的增加。如果全球不采取系统和协调一致的措施遏制这一趋势,这种趋势在中期可能会增加。专家们提出的一些措施,包括提高公众意识,提高护理标准,以及对这类抗菌剂的使用进行适当的规范,都是非常重要的步骤[21]。

要改善发展中国家对抗生素耐药性的看法,仍然存在许多挑战,迫切需要更好的信息系统确定问题的严重性,以及优化抗生素治疗的培训计划。此外,还需要平衡抗生素的“使用”和“过量”。规范抗生素可获得性的措施必须伴随着加强药物生产和药品供应。对严重和常见感染的抗生素耐药性增加的危机威胁着发展中国家脆弱的公共卫生系统,并迫切需要解决办法[21]。

有3个问题很重要:①抗生素耐药性对卫生系统的经济影响是否明确,特别是在中低收入国家?②如何鼓励合理使用抗菌药物的公共政策以减少耐药性的增加?③如何促进替代疗法的潜在研究去中断抗生素耐药性的上升?

参考文献

[1] IHME. GBD history. Seattle, WA: Institute for Health Metrics and Evaluation;

2017. Accessed 9 Mar 2017. http://www. healthdata. org/gbd/about/history.

[2] WHO (2014) Metrics: disability-adjusted life year (DALY). WHO,Geneva. http://www. who. int/healthinfo/global_burden_disease/metrics_daly/en/. Accessed 5 Mar 2017.

[3] Alvis-Guzmán N,Valenzuela MT. Los QALYsy DALYs como indicadores sintéticosde salud. Rev Med Chil. 2010;138:83-7. http://www. scielo. cl/scielo. php? script=sci_arttext&pid=S0034-98872010001000005&lng=en&nrm=iso&tlng=en. Accessed 5 Mar 2017.

[4] Murray CJ,Lopez AD. Burden of disease: a comprehensive assessment of mortality and disability from diseases,injuries,and risk factors in 1990 and projected to 2020. http://apps. who. int/iris/bitstream/10665/41864/1/0965546608 _ eng. pdf. Accessed 3 Mar 2017.

[5] Omran AR. The epidemiologic transition: a theory of the epidemiology of population change. Milbank Mem Fund Q. 1971;49(4):509-38. https://www. ncbi. nlm. nih. gov/pmc/articles/ PMC2690264/pdf/milq0083-0398. pdf. Accessed 6 Mar 2017.

[6] World Health Organization. The top 10 causes of death. Geneva: WHO; 2017. http://www. who. int/mediacentre/factsheets/fs310/en/. Accessed 16 Mar 2017.

[7] Wang H,Naghavi M,Allen C,Barber RM,Bhutta ZA,Carter A,et al. Global,regional,and national life expectancy,all-cause mortality,and cause-specificmortality for 249 causes of death,1980-2015: a systematic analysis for the Global Burden of Disease Study 2015. Lancet. 2016;388(10053):1459-544. http://linkinghub. elsevier. com/retrieve/pii/S0140673616310121. Accessed 4 Feb 2017.

[8] Bhatt S,Gething PW,Brady OJ,Messina JP,Farlow AW,Moyes CL,et al. The global distribution and burden of dengue. Nature. 2013;496(7446):504.

[9] Hay SI,Okiro EA,Gething PW,Patil AP,Tatem AJ,Guerra CA,et al. Estimating the global clinical burden of Plasmodium falciparum malaria in 2007. PLoS Med. 2010;7(6):e1000290.

[10] Rogers WO,Sem R,Tero T,Chim P,Lim P,Muth S,et al. Failure of artesu-

nate-meflo- quine combination therapy for uncomplicated Plasmodium falciparum malaria in southern Cambodia. Malar J. 2009;8:10.

[11] GBD results tool. GHDx. http://ghdx. healthdata. org/gbd-results-tool. Accessed 5 Mar 2017.

[12] Neill JO'. Antimicrobial resistance: tackling a crisis for the health and wealth of nations the review on antimicrobial resistance chaired. Review paper - tackling a crisis for the health and wealth of nations_1. pdf. 2014. https://amr-review. org/sites/default/files/AMR. Accessed 14 Apr 2017.

[13] Van Boeckel TP, Gandra S, Ashok A, Caudron Q, Grenfell BT, Levin SA, et al. Global antibiotic consumption 2000 to 2010: an analysis of national pharmaceutical sales data. Lancet Infect Dis. 2014;14(8):742-50. http://linkinghub. elsevier. com/retrieve/pii/S1473309914707807 . Accessed 13 Apr 2017.

[14] The Lancet Infectious Diseases. Antibiotic research priorities: ready, set, now go. Lancet Infect Dis. 2017;17(4):349. http://linkinghub. elsevier. com/retrieve/pii/S1473309917301408 . Accessed 13 Apr 2017.

[15] Villegas MFKE-VSRCH-GCJPM V. Improved outcomes when antibiotic prescribing guidelines are followed by healthcare providers: a Colombian Example to encourage adherence in hospital settings. 2017; https://www. cambridge. org/core/services/aop - cambridge - core/content/view/0DEFEB6CEF70 B9888 A6AAA200B65247F/S0899823X17000459a. pdf/improved_outcomes_when_antibiotic_prescribing_guidelines_are_followed_by_healthcare_providers_a_colombian_example_to_encourage_. Accessed 13 Apr 2017.

[16] Kariv G, Paul M, Shani V, Muchtar E, Leibovici L. Benchmarking inappropriate empirical antibiotic treatment. Clin Microbiol Infect. 2013;19(7):629-33.

[17] Dreser A, Wirtz VJ, Corbett KK, Echániz G. Uso de antibióticos en México: revisión de problemas y políticas http://www. scielo. org. mx/pdf/spm/v50s4/09. pdf. Accessed 15 Apr 2017.

[18] Goff DA, Kullar R, Goldstein EJC, Gilchrist M, Nathwani D, ChengAC, et al. A global call from five countries to collaborate in antibiotic stewardship: united we

succeed, divided we might fail. 2017. http://basesdedatos. unicartagena. edu. co:2071/S1473309916303863/1-s2. 0-S1473309916303863-main. pdf?_tid = 34b035a2 - 2233 - 11e7 - 95b0 - 00000aacb362&acdnat = 1492299078_d4dbbcf5e1edc65767444e1b95c2637b. Accessed 15 Apr 2017.

[19] Centers for Diseases Control and Prevention. Antibiotic resistance threats in the United States, 2013. . 2013. https://www. cdc. gov/drugresistance/pdf/ar-threats-2013-508. pdf. Accessed 13 Apr 2017.

[20] Alsan M, Schoemaker L, Eggleston K, Kammili N, Kolli P, Bhattacharya J. Out-of-pocket health expenditures and antimicrobial resistance in low- and middle-income countries. Lancet Infect Dis. 2015;15(10):1203-10.

[21] Bhutta Z. Drug resistant infections in poor countries: a major burden on children. BMJ. 2008;336:948.

[22] Lemos EV, De La Hoz FP, Alvis N, Einarson TR, Quevedo E, Casta-Neda C, et al. Impact of carbapenem resistance on clinical and economic outcomes among patients with Acinetobacter baumannii infection in Colombia. Clin Microbiol Infect. 2014;20:174-80.

[23] Rodríguez-Burbano L, De FP, Hoz L, Leal-Castro AL. Costo de neumonía nosocomial no asociada a ventilación en el Hospital Universitario deSantander. Rev Salud Publica. 2013;15(2):196.

[24] Rodríguez-Burbano L, De FP, Hoz L, Leal-Castro AL. Costo de infección de vías urinarias asociada a sonda vesical en un hospital universitario de Santander, Colombia Costs of infection associated with urinary bladder probes in a teaching hospital in Santander, Colombia. Rev Salud Publica. 2016;18(1):104.

[25] Navarrete-Navarro S, Armengol-Sánchez G. Costos secundarios por infecciones nosocomiales en dos unidades pediátricas de cuidados intensivos. Salud Publica Mex. 1999;41(Suppl 1):S51-8.

[26] Brenner P, Nercelles P, Pohlenz M, Otaíza F, Alumnos Y, Magister En D, et al. Costo de las infecciones intrahospitalarias en hospitales chilenos de alta y mediana complejidad Cost of nosocomial infections in Chilean hospitals. Rev Chil Infect. 2003;20(4):285-90.

[27] Center for Disease Dynamics E&P. 2015 state of the world's antibiotics. Washington, DC: CDDEP; 2015. https://cddep.org/sites/default/files/swa_2015_final.pdf. Accessed 13 Apr 2017.

[28] Wellbery C. Curbing inappropriate antibiotic prescribing: what works? Am Fam Physician. 2016; 94 (3): 203 - 4. http://www.aafp.org/afp/2016/0801/p203.pdf. Accessed 14 Apr 2017.

[29] GDP growth (annua 1%). Data. http://data.worldbank.org/indicator/NY.GDP.MKTP.KD.ZG? view=chart. Accessed 16 Apr 2017.

[30] Health expenditure, total (% of GDP). Data. http://data.worldbank.org/indicator/SH.XPD.TOTL.ZS. Accessed 16 Apr 2017.

[31] Kassebaum NJ, Arora M, Barber RM, Bhutta ZA, Brown J, Carter A, et al. Global, regional, and national disability-adjusted life-years (DALYs) for 315 diseases and injuries and healthy life expectancy (HALE), 1990-2015: a systematic analysis for the Global Burden of Disease Study 2015. Lancet. 2016;388(10053):1603-58. http://linkinghub.elsevier.com/retrieve/pii/S014067361631460X. Accessed 3 Mar 2017.

[32] Aitken M. Outlook for global medicines through 2021. 2016. www.quintilesimsinstitute.org . Accessed 5 Mar 2017.

[33] Centers for Medicare & Medicaid Services. NHE-fact-sheet. 2017. https://www.cms.gov/research-statistics-data-and-systems/statistics-trends-and-reports/nationalhealthexpenddata/nhe-fact-sheet.html. Accessed 13 Apr 2017.

[34] IMS I for HI. Avoidable costs in U.S. Healthcare. NJ 07054 USA. 2013. http://www.imshealth. com/en/thought - leadership/quintilesims - institute/reports/avoidable-costs. Accessed 27 Apr 2017.

[35] Arizpe A, Reveles KR, Aitken SL. Regional variation in antibiotic prescribingamong medicare part D enrollees. . 2013. https://www.ncbi.nlm.nih.gov/pmc/articles/PMC5148872/ pdf/12879 _ 2016 _ Article _ 2091. pdf. Accessed 15 May 2017.

第三章　脓毒症免疫

Nelson Javier Fonseca-Ruiz　著

梁火燕　张晓娟　译　罗永刚　王岩　校

一、绪论

脓毒症被公认为是一种综合征,而不是某一特定的疾病。脓毒症是由宿主对感染的反应失调引起的威胁生命的器官功能障碍,是宿主对感染病原体的复杂反应,可能会被内源性因子显著放大,包括促炎和抗炎反应的早期激活,以及心血管、神经元、自主神经、激素、生物能量、代谢和凝血等非免疫通路的重大改变[1]。宿主是如何区分自我和非自我的发现极大地加深了我们对脓毒症及其发病机制的理解[2]。在脓毒症患者中,炎症和抗炎信号传导、细胞凋亡、线粒体功能、翻译和转录调控、生物氧化,以及其他细胞内和细胞外通路都以不同的动力学方式激活。

宿主对入侵病原体的反应是通过固有免疫和适应性免疫系统介导的。固有免疫系统是第一道防线;而适应性免疫系统由高度特化和系统性的细胞组成,以识别特定的病原体,并在每次遇到病原体时发起更强的攻击[3]。受到最初的刺激后,固有性免疫系统的细胞在脓毒症的早期和晚期释放大量的细胞因子、趋化因子、补体激活产物和细胞内警报蛋白[4-6]。

类似地,适应性免疫反应是在摄入病原体的抗原提呈细胞(APCs)相互作用后产生的。适应性免疫系统的细胞(例如天然 T 细胞)识别抗原后增殖产生效应细胞,然后释放出不同的细胞因子[7]。

多年来脓毒症的理论认为,脓毒症是失控的炎症反应。然而,对既往数据的严格检查提供的证据证明,脓毒症患者同时发生促炎反应和抗炎反应(图 3.1)[8]。重要的是,脓毒症诱导免疫反应的强度和持续时间与患者发生不良事件的风险增加有关,大约有 70% 脓毒性休克患者的总死亡率以延迟的方式发生(即前 3 天)。这构成了对脓毒症[8]患者的辅助免疫刺激药物进行创新临床试验的理由。

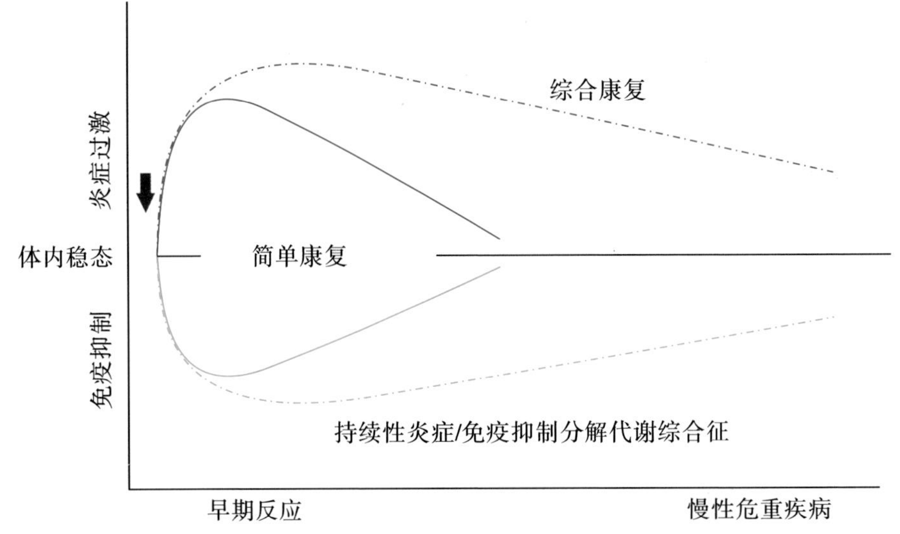

图 3.1 脓毒症演变

在脓毒症中同时发生促炎反应和抗炎反应。一些患者对病原体或危险信号有明显的早期炎症反应,导致多器官衰竭和死亡(复杂的恢复)。其他患者幸存下来,但会出现以持续性炎症、免疫抑制和分解代谢综合征为特征的慢性危重疾病。

基于这些观点,对最新的脓毒症相关文献进行综述,以描述脓毒症患者免疫功能障碍的主要特征。这些观点的大多数证据来自实验研究,可能会随着新的临床试验而改变。

二、感染性免疫反应

机体对微生物感染有 2 种不同的反应,即固有免疫和适应性免疫。无论遭遇多少次微生物感染,先天性(固有)免疫的抵抗力程度都是相同的,而获得性(适应性)免疫在反复暴露于特定感染时有所改善。

固有免疫是指所有缺乏免疫记忆的免疫防御,包括吞噬细胞(中性粒细胞、单核细胞、树突状细胞和巨噬细胞),释放炎性介质的细胞(嗜碱性粒细胞、肥大细胞和嗜酸性粒细胞)及自然杀伤细胞。应答的分子成分包括补体、急性期蛋白和细胞因子。

适应性免疫涉及抗原特异性 B 细胞和 T 细胞的增殖——细胞的表面受体与抗原结合激活 B 细胞和 T 细胞的增殖。抗原呈递细胞(APCs)是一种特化细胞,它将抗原呈递给淋巴细胞,和淋巴细胞协同作用对抗原产生反应。B 细胞分泌免疫球蛋白，这是一种抗原特异性抗体，可清除细胞外微生物。T 细胞协助 B 细胞产生抗体，还可以通过激活巨噬细胞和杀死病毒感染的细胞清除细胞内的病原体。固有性和适应性免疫通常共同消除病原体。适应性免疫反应在淋巴结、脾脏和与黏膜相关的淋巴组织中产生。

三、抗原呈递细胞(APCs)

脓毒症的标志是固有性免疫系统激活的早期全身性炎症反应。2 个重要的发现描述了脓毒症的固有性免疫应答、危险信号的识别，以及多种信号通路的激活，以表达涉及炎症反应、适应性免疫和细胞代谢的几种常见基因类别。

抗原呈递细胞包括单核细胞、树突状细胞(DC)和巨噬细胞，它们是消除病原体并在固有性免疫中呈递抗原的重要效应细胞。巨噬细胞具有可以识别危险信号分子的受体。此外，巨噬细胞和中性粒细胞具有抗体和补体的受体，用抗体、补体或两者包被微生物可增强吞噬作用。交错的树突状细胞存在于外部环境接触的组织，例如皮肤(朗格汉斯细胞)和鼻子、肺、胃和肠的黏膜。它们在血液中处于未成熟状态，与病原体相互作用后，DC 被激活转变为成熟状态，并作为特异的 APCs，通过抗原呈递促进 T 细胞激活适应性免疫系统。巨噬细胞还可以充当 APCs，将病原体摄入、加工并呈递给 T 细胞，促进其活化和分化[9]。

四、相关分子模式

新的免疫定义是假定免疫系统的激活源于对内部危险信号的识别和反应，而不是对自身和非自身分子的区分[2]。固有免疫应答最早的发现是，脓毒症通常由免疫细胞、上皮细胞和内皮细胞的补体和特异性细胞表面受体对多种感染源衍生的微生物产物和内源性危险信号而启动，这些细胞位置固定，可以持续监测体内内环境。危险信号包括对外源性分子和病原体相关分子模式的识别，病原体相关分子模式属于表面分子，例如革兰氏阴性菌的脂多糖(LPS)、革兰氏阳性菌的脂蛋白酸(LTA)和真菌病原体的磷酸酯甘露聚糖、外膜蛋白、鞭毛蛋白、菌毛、肽聚糖和与肽聚糖相关的脂蛋白，以及细菌裂解过程中释放的成分，例如热休克蛋白和 DNA 片段。这些分子被称为病原体相关分子模式(PAMP)。这些微生物模式具有相互协同作用，与宿主介质和缺氧结合固有免疫受体，引发脓毒症炎症反应。

固有性免疫的2个特征保证了一个共同的反应模式,其强度和方向可通过激活的病原相关分子模式(PAMPs)、损伤相关分子模式(DAMPs)和信号通路的水平和变化进行精细调控。这些通路的互补性解释了常见革兰氏阴性杆菌、革兰氏阳性球菌、真菌和病毒感染,以及组织损伤的重叠但独特的早期炎症反应。

五、固有免疫受体

大量的细胞相关和细胞内受体可用于检测 PAMPs 或 DAMPs,包括补体、Toll 样受体(TLR)、核苷酸结合寡聚域(NOD)样受体(NLR)、视黄酸诱导基因 (RIG) 样受体(RLR)、甘露糖结合凝集素和清除率受体;它诱导了一个具有冗余和互补活性的复杂细胞内信号系统。接下来将讨论研究最多的受体。

(一)Toll 样受体(TLRs)

TLRs 是单一的跨膜、非催化受体,通常在巨噬细胞和树突状细胞等前哨细胞中表达,其特征是富含胞外亮氨酸的重复结构域和细胞质 Toll-IL-1 受体结构域,与 IL-1 受体的细胞质结构具有相当的同源性。TLRs1、TLRs2、TLRs4、TLRs5 和 TLRs6 在细胞表面表达,TLRs3、TLRs7、TLRs8 和 TLRs9 主要在细胞内表达。TLR4 识别革兰氏阴性细菌细胞壁分子,例如 LPS;TLR2 与 TLR1 或 TLR6 协同识别细菌细胞壁成分,例如 LTA、肽聚糖和酵母细胞壁成分。TLR5 与革兰氏阴性细菌鞭毛蛋白结合。TLR3 识别双链 RNA(dsRNA)病毒,TLR7 识别单链 RNA(ssRNA)病毒,TLR9 识别细菌非甲基化的 DNA CpG 序列。哺乳动物的 TLR 见表 3.1 [10-12]。

表 3.1 哺乳动物的 Toll 样受体及其配体

Toll 样受体 1+Toll 样受体 2	细菌脂蛋白
Toll 样受体 2+Toll 样受体 6(Toll 样受体 1)	细菌脂蛋白,细胞壁有脂磷壁酸质,酵母细胞壁甘露聚糖
Toll 样受体 2+?	糖基磷脂酰肌醇锚(寄生虫),细菌药剂,HMGB1
Toll 样受体 3	双链 DNA
Toll 样受体 4	LPS,HSPs,HMGB1,一些病毒蛋白
Toll 样受体 5	细菌鞭毛蛋白
Toll 样受体 7	单链 RNA(病毒)

表3.1(续)

Toll 样受体 8	单链 RNA(病毒)
Toll 样受体 9	CG 位包含 DNA (病毒和细菌)
Toll 样受体 10	未知
Toll 样受体 11	弓形虫抑制蛋白
Toll 样受体 12	未知
Toll 样受体 13	未知

TLR,Toll 样受体;HMGB1,高迁徙率组蛋白 1;HSPs,热休克蛋白

(二)NOD 样受体

NLRs 是细胞质受体,分为 4 个 NOD 受体,它们通过核因子-κB(NF-κB)和丝裂原活化蛋白激酶(MAPK)信号诱导促炎症反应,随后组装炎性小体并分泌促炎症细胞因子。炎性小体是一种多聚蛋白复合物,可导致 caspase-1 活化,并导致促炎细胞因子 IL-1β 和 IL-18 成熟[13,14]。

(三)视黄酸诱导基因样受体(RLRs)

视黄酸诱导基因(RIG)样受体(RLRs)是最近发现的胞质 RNA 解旋酶,通过识别非自身 RNA 的 50-三磷酸末端,感知病毒 dsRNA 中固有免疫受体的作用[14]。RLR 包括 RIG-1、黑色素瘤分化相关蛋白 5 和 LGP2(遗传学和生理学实验室蛋白 2)。RIG-1 通过干扰素调节因子 3(IRF3)和 IRF7 发出信号,导致 Ⅰ 型干扰素(IFN)反应。IRF3 和 IRF7 形成同型二聚体和异型二聚体,它们构成细胞核中 IFNb 转录增强复合物的一部分。RIG-1 也可以通过 NF-κB 发出信号[15,16]。

六、胞内信号系统

固有免疫受体(如 TLRs)与 PAMPs、DAMPs 结合后,诱导丝裂原活化蛋白激酶(MAPKs)、Janus 激酶、信号转导与转录活化因子(STATs)磷酸化,及 NF-κB 核易位。这些相互作用可促进早期活化基因的表达。

PAMPs、DAMPs 与 TLRs 相互作用后的信号转导导致配体-受体二聚体化(一种构象变化),同时募集很多含 TIR 结构域的衔接器,如髓样分化蛋白 88(MyD88)、含 TIR 结构域的衔接蛋白、含 TIR 受体结构域衔接蛋白诱导的干扰素 β

(TRIF)、TRIF 相关衔接分子和激酶蛋白。

MyD88 能与除 TLR3 之外的所有 TLR 直接相互作用,并作为调控 NF-κB 活化的上游靶蛋白。MyD88 募集的白介素 1 受体相关激酶 4(IRAK4)可与 TAK1 结合蛋白(TAB2)、肿瘤坏死因子受体相关因子 6(TRAF6)共同促进 TGF-β 活化激酶(TAK1)的激活。TAK1 激活 IkB 激酶(IKK)后,将 NF-κB 从其抑制剂 IkBa(B 细胞抑制剂中的 κ 轻链多肽基因增强子的核因子 α)复合物中解离出来,随后发生核易位进入细胞核,促进促炎细胞因子的产生。NF-κB 是多种炎症通路的关键调控者。

TRIF 可诱导核因子干扰素调节因子 3 的活化,并促进干扰素 β 的产生。此外,分布于细胞质的分子(MyD88s,IL-1 受体相关的激酶 M;Tollip,细胞因子信号传导抑制剂 1)或细胞膜表面的分子(单个免疫球蛋白白介素 1R 相关分子 ST2)负向地调控信号级联反应。TRIF 与 TRAF6、受体相互作用蛋白激酶 1(RIP1)及 TAK1 相互作用,激活 NF-κB 和 IRF3。TAK1 还可激活丝裂原活化的蛋白激酶激酶(MKK3/6)和 MKK7,两者的信号传递是通过炎性基因转录因子 p38 和 JNK(c-Jun N 端激酶)的激活[11]发出。

NOD1 和 NOD2 的信号传导通过 NF-κB 而不依赖 MyD88 的激活。这些 NLR 的连接会导致 RIP2 活化,后者与 IKKg 相互作用后,促进 NF-κB 的释放和核易位。RIP2 选择性经 TAK1、TAB1 和 TAB2/3 信号传导,激活 p38 MAPK(丝裂原激活蛋白激酶)信号通路。NLR 炎性小体同享 caspase 信号传导途径[13,14]。

七、C5a-C5a 受体轴

补体系统由血液中发现的几种小分子蛋白质组成,一般由肝脏合成,通常以无活性的前体形式存在。免疫系统接触 PAMPs 和 DAMPs 会启动补体激活和补体 C3a 和 C5a 的生成。C5a 是脓毒症期间产生的最活跃的炎症肽之一,也是中性粒细胞、单核细胞和巨噬细胞最有效的趋化因子之一。

C5a 触发中性粒细胞的氧化爆发,产生活性氧和释放粒状酶,从而导致炎性组织损伤。C5a 还能刺激促炎细胞因子和趋化因子的合成和释放,从而放大炎症反应。C5a 在脓毒症发展中的潜在作用与中性粒细胞功能障碍、淋巴细胞凋亡、全身性炎症加重、心肌病、弥散性血管内凝血,以及与多器官衰竭相关的并发症有关[17,18]。

八、早期激活基因

NF-κB 核易位及其启动子的激活诱导巨噬细胞和中性粒细胞表达多种早期激活因子,包括与炎症相关的细胞因子,即肿瘤坏死因子(TNF)、白介素-1(IL-1)、IL-12、IL-18 和Ⅰ型干扰素(IFNs)[19]。这些细胞因子引发其他炎症细胞因子和趋化因子的级联反应,包括 IL-6、IL-8、IFNγ、CC-趋化因子配体 2(CCL2)、CCL3 和 CXC 趋化因子配体 10(CXCL10),以及适应性免疫成分的极化和抑制。由于存在预先形成的不活跃和活跃的细胞因子池,这些炎症网络在 PAMP 或 DAMP 识别后几分钟内就开始激活。

同时,这些前哨固有免疫受体的激活、补体的激活,以及炎性细胞因子的产生,对凝血及血管、淋巴内皮细胞都有深远的影响,从而导致选择素和黏附分子的表达增加[20,21]。

九、适应性免疫反应

适应性反应涉及特异性抗原 B 细胞和 T 细胞的增殖,这种增殖是在这些细胞的表面受体与抗原结合时发生的。APCs 将抗原呈递给淋巴细胞,并与它们协同作用相应抗原。B 细胞分泌免疫球蛋白,这是一种抗原特异性抗体,负责消除细胞外微生物。

淋巴细胞发育的初始阶段不需要抗原,一旦淋巴细胞表达成熟的抗原受体,淋巴细胞存活和进一步的分化就需要依赖抗原。T 淋巴细胞有多种,CD4 T 细胞主要是分泌细胞因子的辅助细胞,CD8 T 细胞主要是细胞毒性杀伤细胞。CD4 T 细胞可分为 2 种主要类型, 1 型(Th1)辅助 T 细胞分泌 IL-2 和 IFN-γ, 2 型(Th2)辅助 T 细胞分泌 IL-4、IL-5、IL-6 和 IL-10[22]。

与 APCs 相互作用后,天然 Th 细胞增殖并分化为 Th1 细胞,产生大量 TNF-α、IL-2、IL-12、IFN-γ 和白三烯。另外,IL-4 驱动的 Th2 细胞产生免疫调节细胞因子,例如 IL-4、IL-5、IL-9、IL-10 和 IL-13[23]。

在脓毒症过程中,CD4 T 细胞部分(现在称为调节性 T 细胞/ Treg)增殖,导致 IL-10 和 TGF-β 的释放。Treg 具有免疫抑制性,通常抑制或下调效应 T 细胞的诱导和增殖。Tregs 表达免疫标志物 CD4、FOXP3 和 CD25[24]。

十、持续性炎症/免疫抑制与分解代谢综合征

自20世纪80年代首次发现促炎细胞因子TNF-α以来,认为脓毒症患者的死亡是由早期过度的固有性免疫反应引起的。目前已有近150项关于免疫反应调节药物的临床试验,大多数试图使用免疫调节药物阻止这种早期的促炎反应。但是这些研究未能证明疗效[25,26]。

今天,我们知道严重脓毒症患者不仅表现出过度的炎症反应,还表现出多种适应性免疫缺陷。Bone在1996年描述了炎症后的免疫抑制现象,并将其命名为"代偿性抗炎反应综合征"(CARS)[27]。CARS首先被描述为一种抗炎反应,其特征是在体液循环中,抗炎细胞因子(例如IL-10和IL-6)和细胞因子拮抗剂(例如IL-1ra和sTNFRI)的增加[28]。

从那时起,CARS成为脓毒症伴随的所有适应性免疫缺陷共用的名称,包括抗原呈递减少、巨噬细胞麻痹、T细胞增殖反应性减弱、淋巴细胞和树突状细胞凋亡增加,以及TH1淋巴细胞表型向TH2淋巴细胞表型转变。科学界得出结论认为,早期促炎(SIRS)和后来的抗炎(CARS)的序列是脓毒症后不良结局的原因。

从一些研究结果来看,这种SIRS-CARS模式在几个方面都受到了质疑。在常用的脓毒症模型中,CARS的补偿性质受到质疑,在这种模型中,阻断早期促炎反应对抗炎反应或对适应性免疫的抑制均无作用[29,30]。

此外,作者评价并修改了CARS相对于SIRS"延迟"的概念,并报道在脓毒症中同时发生的抗炎和促炎性细胞因子的产生[31]。一项针对严重钝性创伤后患者的研究证明,参与T细胞反应的基因下调,抗原呈递和抗炎基因表达上调与促炎基因的表达平行[32]增加。最后,实验数据表明,在免疫抑制的重症患者中,炎症是持续存在的,但与最初的炎症反应相比却有所减轻。这种持续性炎症的特征包括血浆IL-6浓度升高、持续性急性期反应、中性粒细胞增多、未成熟粒细胞计数增加、贫血、淋巴细胞减少及心动过速。虽然这些患者存在严重的免疫抑制,但炎症仍在继续[33]。

脓毒症经常出现多器官功能衰竭(MOF)。此外,尽管进行了大量的研究工作,脓毒症仍然是MOF和ICU住院时间延长的主要原因[26]。在ICU中,许多患者存在器官功能障碍,但不符合晚期MOF的诊断标准。他们的临床特征是持续的蛋白

质分解代谢、营养状况差、伤口愈合不良、免疫抑制和反复感染。这些患者表现为慢性免疫抑制和炎症。这一发现最近被称为“持续性炎症/免疫抑制和分解代谢综合征”(PICS)(图3.1)[33]。与PICS相关炎症的特征在于C反应蛋白浓度(急性期蛋白)增高、中性粒细胞增多和未成熟髓样细胞的释放。

随着脓毒症的发展,血培养阳性率增加和机会性感染转变,免疫抑制和感染并发症在脓毒症患者中逐渐加重,脓毒症患者的潜伏病毒复阳率增加。例如一项研究发现,42%的脓毒症患者的血液中检测到病毒DNA,而在没有脓毒症的危重患者中,只有5%的人可检测到病毒DNA[34]。

十一、免疫抑制的原因

与主要由PAMPs和DAMPs驱动的急性炎症反应不同,持续性炎症的病因尚不完全清楚。固有和适应性免疫抑制、淋巴细胞减少、未成熟中性粒细胞(多形核)表型、单核细胞炎性细胞因子产生和抗原呈递的丧失,以及循环中中性粒细胞样髓样来源的抑制细胞(MDSCs)数量的增加都是脓毒症的常见后果。

(一)循环中未成熟的髓样细胞

这些细胞具有典型的抗菌活性缺陷,黏附分子的表达减少,捕获病原体的细胞外陷阱的形成减少。未成熟的中性粒细胞和MDSCs都分泌多种抗炎细胞因子,包括IL-10和转化生长因子β(TGFβ),它们进一步抑制了免疫功能[35,36]。

(二)专职抗原呈递细胞功能障碍

脓毒症会导致APCs(包括DCs和巨噬细胞),失去与主要白细胞相容性复合物(MHC)Ⅱ类分子相关的人类白细胞抗原-抗原D相关(HLA-DR)的表达。此外,循环APCs导致HLA-DR丢失与反应性降低相关,单核细胞无法恢复HLA-DR水平预示脓毒症的预后不良[37]。APCs降低了呈递抗原和释放促炎细胞因子的能力[38]。有少量证据表明,在难治性脓毒症中,免疫系统受到严重损害,免疫刺激疗法可能是脓毒症诱导的免疫抑制的成功治疗方法[26,39,40]。给予脓毒症免疫抑制患者粒细胞-巨噬细胞集落刺激因子(GM-CSF)可有效恢复巨噬细胞的免疫功能,并与减少ICU住院时间和机械通气时间[41]相关。

(三)T淋巴细胞的改变

包括凋亡减少、增殖减少和TH2极化。程序性死亡1(PD-1)蛋白(在多个免疫细胞上表达的负性共刺激分子)可阻止 T 细胞增殖,导致 T 细胞变得无反应,并增加单核细胞 IL-10 的产生[26,42]。脓毒症导致基质细胞和专业 APCs 都增加 T 细胞蛋白程序性死亡配体 1(PDL1)的表达,该配体与 T 细胞表达的抑制性程序性死亡蛋白 1(PD1)受体结合,进一步抑制 T 细胞功能[43]。APCs 增加抑制性 T 细胞配体的表面表达,激活 MHC Ⅱ类分子的丢失,以及抗炎细胞因子产生的增加,使 T 细胞表型趋向于具有免疫抑制作用的 TH2 表型,从而增加了 T 调节细胞的抑制活性,并引起广泛的 T 细胞无反应性(或反应缺乏)。此外,脓毒症患者淋巴细胞产生的促炎因子和 TH1 细胞因子的比例小于无脓毒症对照组的 10%[43]。淋巴细胞的凋亡丢失是直接免疫抑制,导致严重脓毒症患者淋巴细胞减少[44]。淋巴细胞凋亡的程度与脓毒症的严重程度相关,持续的淋巴细胞减少可预测脓毒症的死亡率。凋亡细胞还通过与其他白细胞相互作用抑制免疫功能[45]。

(四)抑制细胞数量增加

最好的描述是 CD4 +和 CD8 + T 调节细胞(Treg)群体[46]。天然存在的 Treg 在抑制许多疾病的免疫反应中起主要作用[47]。也有具有免疫调节功能的 Treg 诱导群体,包括产生 TGF-A 的 TH3 细胞参与口服耐受和产生 IL-10 的 Treg 1 型(TR1)细胞[24]。

在小鼠模型和人体研究中都发现循环中 Tregs 相对数量的增加,但是其对结果的重要性仍存在争议[48,49]。

十二、总结

脓毒症导致的死亡率一直很高,许多脓毒症的治疗失败很可能与缺乏基于其特定免疫功能状态的患者分层有关。脓毒症引起宿主固有免疫和适应性免疫许多缺陷,因此,如果不及时消除入侵的病原体,宿主将更容易受到顽固性感染或新的继发感染的影响。据估计,超半数的脓毒症患者会发生免疫抑制,并将受益于增强免疫力的疗法。

免疫学的进步及我们对脓毒症免疫反应的理解,将有助于识别患者何时进入免疫抑制阶段,并及时发现特定的免疫缺陷,从而为改善脓毒症患者的预后提供新的机会。

参考文献

[1] Singer M, Deutschman CS, Seymour CW, Shankar-Hari M, Annane D, Bauer M, et al. The third international consensus definitions for sepsis and septic shock (Sepsis-3). JAMA. 2016; 315(8): 801-10. https://doi.org/10.1001/jama.2016.0287.

[2] Matzinger P. Tolerance, danger, and the extended family. Annu Rev Immunol. 1994;12:991-1045.

[3] Oberholzer A, Oberholzer C, Moldawer LL. Sepsis syndromes: understanding the role of innate and acquired immunity. Shock. 2001;16(2):83-96.

[4] Ayala A, Chaudry IH. Immune dysfunction in murine polymicrobial sepsis: mediators, macrophages, lymphocytes and apoptosis. Shock. 1996; 6 (Suppl 1): S27-38.

[5] Opal SM, Huber CE. Bench-to-bedside review: Toll-like receptors and their role in septic shock. Crit Care. 2002;6(2):125-36.

[6] Wang H, Yang H, Czura CJ, Sama AE, Tracey KJ. HMGB1 as a late mediator of lethal systemic inflammation. Am J Respir Crit Care Med. 2001;164(10 Pt 1): 1768-73.

[7] Rittirsch D, Flierl MA, Ward PA. Harmful molecular mechanisms in sepsis. Nat Rev Immunol. 2008;8(10):776-87. https://doi.org/10.1038/nri2402.

[8] Hotchkiss RS, Monneret G, Payen D. Immunosuppression in sepsis: a novel understanding of the disorder and a new therapeutic approach. Lancet Infect Dis. 2013; 13(3): 260-8. https://doi.org/10.1016/S1473-3099(13)70001-X.

[9] Delves PJ, Roitt IM. The immune system. First of two parts. N Engl J Med. 2000;343(1):37-49.

[10] Akira S, Uematsu S, Takeuchi O. Pathogen recognition and innate immunity. Cell. 2006;124(4):783-801.

[11] Yamamoto M, Takeda K, Akira S. TIR domain-containing adaptors define thes-

pecificity of TLR signaling. Mol Immunol. 2004;40:861-8.

[12] Akira S,Takeda K,Kaisho T. Toll-like receptors: critical proteins linking innate and acquired immunity. Nat Immunol. 2001;2:675-80.

[13] Motta V,Soares F,Sun T,Philpott DJ. NOD-like receptors: versatile cytosolic-sentinels. Physiol Rev. 2015;95(1):149-78. https://doi.org/10.1152/physrev.00009.2014.

[14] Proell M,Riedl SJ,Fritz JH,Rojas AM,Schwarzenbacher R. The Nod-like receptor (NLR) family: a tale of similarities and differences. PLoS One. 2008;3(4):e2119. https://doi.org/10.1371/journal.pone.0002119.

[15] Hornung V,Ellegast J,Kim S,Brzózka K,Jung A,Kato H,et al. 5′-Triphosphate RNA is the ligand for RIG-I. Science. 2006;314(5801):994-7.

[16] Paz S,Sun Q,Nakhaei P,Romieu-Mourez R,Goubau D,Julkunen I,et al. Induction of IRF-3 and IRF-7 phosphorylation following activation of the RIG-Ipathway. Cell Mol Biol (Noisylegrand). 2006;52(1):17-28.

[17] Guo RF,Ward PA. Role of C5a in inflammatory responses. Annu Rev Immunol. 2005;23:821-52.

[18] Ward PA. The harmful role of C5a on innate immunity in sepsis. J Innate Immun. 2010;2(5): 439-45. https://doi.org/10.1159/000317194.

[19] Ramnath R,Weing S,He M,Sun J,Zhang H,Bawa M,Bhatia M. Inflammatory mediators in sepsis: cytokines,chemokines,adhesion molecules and gases J. Organ Dysfunction. 2006;2:80-92.

[20] Bierhaus A,Nawroth PP. Modulation of the vascular endothelium during infection—the role of NF-kappa B activation. Contrib Microbiol. 2003;10:86-105.

[21] Parikh SM. Dysregulation of the angiopoietin-Tie-2 axis in sepsis and ARDS. Virulence. 2013;4(6):517-24. https://doi.org/10.4161/viru.24906.

[22] Delves PJ,Roitt IM. The immune system. Second of two parts. N Engl J Med. 2000;343(2): 108-17. https://doi.org/10.1056/NEJM200007133430207.

[23] Aziz M,Jacob A,Yang WL,Matsuda A,Wang P. Current trends in inflammatory and immunomodulatory mediators in sepsis. J Leukoc Biol. 2013;93(3):329-

42. https://doi. org/10. 1189/jlb. 0912437.

[24] Venet F,Chung CS,Monneret G,Huang X,Horner B,Garber M,Ayala A. Regulatory T cell populations in sepsis and trauma. J Leukoc Biol. 2008;83(3):523-35.

[25] Wiersinga WJ. Current insights in sepsis: from pathogenesis to new treatment targets. CurrOpin Crit Care. 2011;17(5):480-6. https://doi. org/10. 1097/MCC. 0b013e32834a4aeb.

[26] Hotchkiss RS,Opal S. Immunotherapy for sepsis——a new approach against an ancient foe. NEngl J Med. 2010;363(1):87-9. https://doi. org/10. 1056/NEJMcibr1004371.

[27] Bone RC. Sir Isaac Newton,sepsis,SIRS,and CARS. Crit Care Med. 1996;24(7):1125-8.

[28] Bone RC. Toward a theory regarding the pathogenesis of the systemic inflammatory response syndrome: what we do and do not know about cytokine regulation. Crit Care Med. 1996;24:163-72.

[29] Remick D, Manohar P, Bolgos G, Rodriguez J, Moldawer L, Wollenberg G. Blockade of tumor necrosis factor reduces lipopolysaccharide lethality, but not the lethality of cecal ligation and puncture. Shock. 1995;4(2):89-95.

[30] Eskandari MK,Bolgos G,Miller C,Nguyen DT,DeForge LE,Remick DG. Anti-tumor necrosis factor antibody therapy fails to prevent lethality after cecal ligation and puncture or endotoxemia. J Immunol. 1992;148(9):2724-30.

[31] Osuchowski MF,Welch K,Siddiqui J,Remick DG. Circulating cytokine/inhibitor profiles reshape the understanding of the SIRS/CARS continuum in sepsisand predict mortality. J Immunol. 2006;177(3):1967-74.

[32] Xiao W,Mindrinos MN,Seok J,Cuschieri J,Cuenca AG,Gao H,et al. Inflammation and host response to injury large-scale collaborative research program. A genomic storm in critically injured humans. J Exp Med. 2011;208(13):2581-90. https://doi. org/10. 1084/jem. 20111354.

[33] Gentile LF,Cuenca AG,Efron PA,Ang D,Bihorac A,McKinley BA,et al. Persistent inflammation and immunosuppression: a common syndrome and new ho-

rizon for surgical intensive care. J Trauma Acute Care Surg. 2012;72(6):1491-501. https://doi. org/10. 1097/TA. 0b013e318256e000.

[34] Walton AH, Muenzer JT, Rasche D, Boomer JS, Sato B, Brownstein BH, et al. Reactivation of multiple viruses in patients with sepsis. PLoS One. 2014;9(2):e98819. https://doi. org/10. 1371/journal. pone. 0098819.

[35] Drifte G, Dunn-Siegrist I, Tissières P, Pugin J. Innate immune functions of immature neutrophils in patients with sepsis and severe systemic inflammatory response syndrome. Crit Care Med. 2013;41(3):820-32. https://doi. org/10. 1097/CCM. 0b013e318274647d.

[36] Hashiba M, Huq A, Tomino A, Hirakawa A, Hattori T, Miyabe H, et al. Neutrophil extracellular traps in patients with sepsis. J Surg Res. 2015;194(1):248-54. https://doi. org/10. 1016/j. jss. 2014. 09. 033. N. J. Fonseca-Ruiz.

[37] Hynninen M, Pettilä V, Takkunen O, Orko R, Jansson SE, Kuusela P, et al. Predictive value of monocyte histocompatibility leukocyte antigen-DR expression and plasma interleukin-4 and -10 levels in critically ill patients with sepsis. Shock. 2003;20(1):1-4.

[38] Munoz C, Carlet J, Fitting C, Misset B, Blériot JP, Cavaillon JM. Dysregulation of in vitro cytokine production by monocytes during sepsis. J Clin Invest. 1991;88(5):1747-54. https://doi. org/10. 1172/JCI115493.

[39] Nierhaus A, Montag B, Timmler N, Frings DP, Gutensohn K, Jung R, et al. Reversal of immunoparalysis by recombinant human granulocyte-macrophage colony-stimulating factor in patients with severe sepsis. Intensive Care Med. 2003;29(4):646-51.

[40] Döcke WD, Randow F, Syrbe U, Krausch D, Asadullah K, Reinke P, et al. Monocyte deactivation in septic patients: restoration by IFN-gamma treatment. Nat Med. 1997;3(6):678-81.

[41] Meisel C, Schefold JC, Pschowski R, Baumann T, Hetzger K, Gregor J, et al. Granulocyte-macrophage colony stimulating factor to reverse sepsis-associated immunosuppression: a double blind, randomized, placebo-controlled multicenter trial. Am J Respir Crit Care Med. 2009;180:640-8. https://doi. org/10.

1164/rccm. 200903-0363OC.

[42] Huang X, Venet F, Wang YL, Lepape A, Yuan Z, Chen Y, et al. PD-1 expression by macrophages plays a pathologic role in altering microbial clearance and the innate inflammatory response to sepsis. Proc Natl Acad Sci U S A. 2009; 106(15):6303-8. https://doi. org/10. 1073/pnas. 0809422106.

[43] Boomer JS, To K, Chang KC, Takasu O, Osborne DF, Walton AH, et al. Immunosuppression in patients who die of sepsis and multiple organ failure. JAMA. 2011;306(23):2594-605. https://doi. org/10. 1001/jama. 2011. 1829.

[44] Drewry AM, Samra N, Skrupky LP, Fuller BM, Compton SM, Hotchkiss RS. Persistent lymphopenia after diagnosis of sepsis predicts mortality. Shock. 2014;42(5):383-91. https://doi. org/10. 1097/SHK. 0000000000000234.

[45] Coopersmith CM, Amiot DM 2nd, Stromberg PE, Dunne WM, Davis CG, Osborne DF, et al. Antibiotics improve survival and alter the inflammatory profile in a murine model of sepsis from Pseudomonas aeruginosa pneumonia. Shock. 2003; 19(5):408-14.

[46] Sakaguchi S, Sakaguchi N, Asano M, Itoh M, Toda M. Immunologic self-tolerance maintained by activated T cells expressing IL-2 receptor alpha-chains (CD25). Breakdown of a single mechanism of self-tolerance causes various autoimmune diseases. J Immunol. 1995;155(3):1151-64.

[47] Fehérvari Z, Sakaguchi S. CD4+ Tregs and immune control. J Clin Invest. 2004; 114(9):1209-17.

[48] Scumpia PO, Delano MJ, Kelly KM, O´Malley KA, Efron PA, McAuliffe PF, et al. Increased natural CD4+CD25+ regulatory T cells and their suppressor activity do not contribute to mortality in murine polymicrobial sepsis. J Immunol. 2006; 177(11):7943-9.

[49] Wisnoski N, Chung CS, Chen Y, Huang X, Ayala A. The contribution of CD4+CD25+ T-regulatory-cells to immune suppression in sepsis. Shock. 2007;27(3):251-7. https://doi. org/10. 1097/01. shk. 0000239780. 33398. e4.

第四章　脓毒症的标志物

Mario Lora-Andosilla, Kevin Cantillo-García, Diana Borré-Naranjo, Melkis Buelvas-Villalba, Guillermo Ortiz-Ruiz, Carmelo Dueñas-Castell　著

刘欢　段晓光　译　贠文晶　秦翠红　校

一、概述

脓毒症是一个全球性的公共卫生问题，每年有超过300万人因此住院。尽管现代医学不断进步，但脓毒症仍然是非冠脉重症监护病房危重患者死亡的主要原因，其整体死亡率约为30%，每年死亡约530万人[1-5]。早期识别脓毒症，提高患者生存率已成为很多医疗协会的首要目标，这极大地促进了对脓毒症新型标志物的研究和探索。

生物标记物（biomarker，WB）是一种可检测、客观、系统、准确的生物分子，其水平提示一个正常或病理的机体状态，且可用来监测治疗的效果[5,6]。

二、生物标志物的发展史

脓毒症被认为是机体炎症反应失调，可引起“细胞因子风暴”，会导致器官功能障碍或休克[7]。1904年，William Osler发现“患者似乎不是死于感染，而是死于机体对感染的反应”[7,8]。1930年，Tillett和Francis等人首次在一个大叶性肺炎患者血清中发现C-反应蛋白（C-reactive protein，CRP）[9]，它是一种在感染急性期能与肺炎链球菌细胞壁中的C-多糖发生特异性沉淀反应的蛋白。

随着对脓毒症发病机制的了解，生物标志物也随之变化和丰富起来[10]。20世纪80年代，TNF、IL-1β、IL-6这3种细胞因子和CRP被认为在早期炎症反应阶段发挥了重要作用。90年代，研究人员发现，当机体处于感染时，细胞表面的CD64表达增加[10]。1993年，降钙素原（procalcitonin，PCT）被认为是细菌感染的标记物。近期有研究指出，CD64对感染诊断的敏感性与PCT相当，且具有更好的特异性[7,10,11]。

2001年，国际脓毒症会议首次在脓毒症诊疗指南中推荐将CRP、PCT作为脓毒症的生物标志物[12,13]。2008年，会议再次提出将PCT作为区分急性细菌感染和其他炎症状态的辅助诊断标志物[13]。

患者的临床表现(SIRS 诊断标准、qSOFA 评分等)、实验室指标、微生物检查等都可以用于支持脓毒症的诊断,但特异性较差,常常在疾病后期才会出现明显变化,不利于脓毒症的早期诊断及治疗。我们研究的脓毒症生物标志物通常在早期炎症反应阶段开始升高,甚至能够用于区分感染性和非感染性炎症[5,14-16]。但到目前为止,尚未发现能够作为脓毒症诊断金标准的生物标志物。

近年来,约有 178 个生物分子被考虑作为脓毒症潜在的生物标志物,其中仅 20%的生物分子具有一定的特异性,尚未达到理想的生物标志物的标准。理想标志物主要特征是检测成本低、易于实现和解释、可重复性强,且具较高的灵敏度和特异度。

我们不断研究和探索脓毒症生物标志物的主要目的是建立脓毒症诊断标准、区分感染和非感染性疾病、监测治疗效果[5,6]。下面将介绍与研究目的相关性最强的生物标志物及其在脓毒症诊断和治疗中发挥作用的证据[6,15,16]。

三、脓毒症的病理生理学和生物标志物

这些年来,我们对脓毒症的病理生理不断了解,能够确认的是脓毒症影响到各类细胞和器官系统,导致血浆中的生化成分改变(包括补体系统、凝血系统和激肽系统)及促进中性粒细胞、单核/巨噬细胞和内皮细胞释放一系列的炎症介质和分子,如细胞因子、趋化因子和急性期蛋白。因此,可以将脓毒症中的生物标志物按照其生化特性进行分组[5,6]。

四、蛋白

(一)CRP

1930 年,Tillett 和 Francis 在肺炎链球菌感染患者的血清中发现了能够与肺炎链球菌 C-多糖反应的急性期蛋白,即 C 反应蛋白。IL-6 是 CRP 产生的主要诱导因子,可与 IL-1 产生协同作用[5,15,16]。CRP 有助于机体黏附内源性和外源性的异质性结构(如破坏/损伤的细胞膜和细胞、细菌和寄生虫残留物),调节补体系统的激活,并刺激免疫调理和免疫吞噬作用[17,18],但在健康人的血清中 CRP 浓度通常小于 5 mg/dL。有报道显示,健康白种人血清中的 CRP 浓度为 0.8 mg/L(IQR:0.34~1.7 mg/L,固相放射免疫法)[19]。CRP 主要由肝脏产生,当机体发生炎症反应时,其血清中的浓度可增加到 1000 倍。通常在感染后的 6~8 h,肝脏开始合成 CRP,36~50 h 达到峰值浓度。有研究显示,虽然在神经元、动脉粥样硬化斑块、淋

巴细胞和脂肪细胞中也可合成 CRP,但对血清中 CRP 浓度的影响很小[17,18]。CRP 升高不仅发生在细菌感染性疾病中,某些非感染性疾病也有增加,如类风湿性关节炎、肿瘤、创伤、手术或组织损伤等。近期有研究表明,血清 CRP 浓度不能有效区分感染和非感染性患者。初始 CRP 与第 2 天,甚至第 4 天的比值,能更有效地预测感染和(或)监测抗生素治疗的效果[17]。CRP 对生存率的影响也得到相似的证实,结合晚期的 CRP 浓度能够更有效地协助识别患者的死亡风险[18]。

(二)PCT

降钙素原是一种由 116 个氨基酸组成的蛋白质,分子量为 13 kDa,PCT 是降钙素(CT)的前体,正常情况下甲状腺 C 细胞可少量分泌 PCT。当机体被细菌感染时,病原体相关的分子模式(PAMPs,LPS,肽聚糖)开始刺激甲状腺 C 细胞及其他细胞产生降钙素原。在脓毒症中,PCT 主要来源于不同器官的巨噬细胞和单核细胞,特别是肝脏。当细菌内毒素入侵机体时,2~3 h 即可在血浆中检测到 PCT,12~48 h 达到高峰[19,20]。正常情况下,降钙素原在血清中的浓度通常小于 0.5 ng/mL。当机体合并严重创伤、侵入性手术和烧伤等应激情况时,PCT 浓度也会升高,但通常低于 2 ng/mL。当血清 PCT 浓度小于 0.2 ng/mL 时,其感染的阴性预测值大于 90%,但 PCT 浓度可能受年龄、肝肾功能障碍等因素影响,应引起注意[20,21]。当机体发生病毒感染时,PCT 升高的程度较低。这是由于病毒感染产生的 IFN-α 能够抑制 TNF-α 的合成。此外,PCT 的动态变化能够反映抗生素的治疗效果,而单一的 PCT 值不能很好地体现出治疗的变化趋势。通常,当抗生素治疗 24 h 内 PCT 下降 30%及以上,提示治疗方案有效;当 PCT<0.25 ng/mL 或下降超过 80%~90%,对社区获得性肺炎患者而言可以考虑暂停抗菌治疗[20-23]。尽管关于 PCT 的实际效用还存在一些争议,但该指标仍可用于诊断感染、指导治疗决策[20-22]。虽然一些研究表明,PCT 在降低死亡率上没有实质性的益处,但它明显可以缩短抗生素的使用时间[20-26],特别是在呼吸道感染的疾病中[26]。此外,有荟萃分析显示,脓毒症患者 PCT 的基线浓度及未随治疗下降与死亡率密切相关[23-25]。

(三)脂多糖结合蛋白(Lipopolysaccharide-binding protein,LBP)

LBP 是由肝脏产生的急性期蛋白,分子量为 58 kDa。LBP 能够促进脂多糖(Lipopolysaccharide,LPS)与单核细胞及巨噬细胞表面的 CD14 结合,以及与细胞因子和其他促炎药物转录引起的 TLR4/MD2 复合体结合[26-30]。LBP 与单核-巨噬细胞系统结合后能诱导 IL-1 和 TNF-α 的释放。在生理条件下,血清 LBP 的浓度为

5 ~ 15 μg/mL,炎症反应急性期可增加数倍,24 h 内可至峰浓度 30 ~ 40 μg/mL。LBP 可作为脓毒症的一个生物标志物。但有报道称,LBP 特异性较差,目前尚不清楚它是否能有效区分感染性和非感染性 SIRS [27-30]。

(四)可溶性 CD14 亚型(Presepsin 或 sCD14-ST)

是存在于巨噬细胞和单核细胞膜上的可溶性 CD14 糖蛋白的一个亚型,也是 LPS 的受体。机体存在感染时,LPS-LBP 复合物与 CD14 受体相结合,激活 Toll 样受体 4 (Toll-like Receptor 4,TLR4),从而释放细胞因子,刺激全身炎症反应[31-33]。有研究显示,健康受试者静脉注射内毒素 2 h 后即可释放 sCD14-ST,其早于 PCT 出现在血清中,3 h 达到峰值,4~8 h 后可恢复至基线水平。但 sCD14-ST 在血清中的浓度易受肾功能的影响,这点和目前已知的其他生物标志物相似。当肾小球滤过率(glomerular filtration rate,GFR)低于 30mL/min 时,可引起血清中 sCD14-ST 蓄积[31]。Klouche 等人分别评估了 sCD14-ST 对社区获得性肺炎及脓毒症诊断的准确性,他们发现与 PCT 相比,sCD14-ST 对脓毒症的预测能力更强(ROC 值为 0.84)。当 sCD14-ST 临界值设为 466.4 pg/mL 时,其诊断的敏感性和特异性分别为 90% 和 55%;而 PCT 临界值为 0.5 pg/mL 时,其诊断的敏感性和特异性分别为 80% 和 59%[34]。在 Klouche 等人的研究中,sCD14-ST 临界值设在 399~600 pg/mL 时,其敏感性为 80.3% ~ 87.8%,特异性为 78.5% ~ 81.4%[34]。与疑似感染患者相比,细菌感染性疾病患者的 sCD14-ST、PCT、IL-6 水平明显升高(P 均<0.0001)。sCD14-ST、PCT 和 IL-6 的曲线下面积分别为 0.908、0.905 和 0.825。当 sCD14-ST 临界值为 600 pg/mL 时,其敏感性和特异性均为 87.8%,而 PCT 的敏感性和特异性为 81.4%[35]。在 ALBIOS 研究中观察到,ICU 中脓毒症死亡患者的 sCD14-ST 水平(2269: 1171~4300 pg/mL)较脓毒症存活患者 sCD14-ST 水平(1184: 875~2113 pg/mL)显著增加[34,36,37]。sCD14-ST 可以作为脓毒症早期诊断、危险分层和预后评估的生物标志物[32,34-39]。

五、髓样细胞触发受体-1(TREM-1)

髓样细胞(m-TREM)表面的可溶性髓样细胞触发受体-1(sTREM-1)是免疫球蛋白超家族的一员,在中性粒细胞、单核细胞和巨噬细胞中均有表达。当机体存在细菌感染时,sTREM-1 表达增加并参与机体的免疫应答,但在非细菌性 SIRS 中其表达量并无增加。当血浆中 sTREM-1 的浓度超过 60 ng/mL 时,即可认为机体发生了感染,优于临床表现及其他实验室结果指标[5,15,16],但仍需要更高质量的大样本临床研究进一步证实 sTREM-1 的作用[40,41]。

六、CD64

CD64 是免疫球蛋白超家族的一种受体,通常表达于巨噬细胞和单核细胞,当机体发生细菌感染时,细胞因子(IFN-γ、G-CSF)可激活中性粒细胞表达 CD64。因此,CD64 可标志着中性粒细胞活化、先天性免疫和适应性免疫的早期阶段[42-44]。CD64 的局限性主要是需要流式细胞仪检测,成本较高。尽管与 PCT、白细胞、中性粒细胞、嗜酸性粒细胞相比,CD64 具有更高的敏感性和特异性,但目前仍建议结合病史、体格检查和其他化验结果进行解读[42-45]。

七、细胞因子

几乎所有的有核细胞均能产生细胞因子。细胞因子是一类免疫调节剂,感染性和非感染性炎症反应均可参与。

在脓毒症中,机体可同时产生促炎细胞因子和抗炎细胞因子,细胞因子也可作为炎症反应的生物标志物[5,15,16,20]。一项临床试验评估了整个住院期间不同时间点的细胞因子水平,结果表明,IL-6 和 IL-8 水平与脓毒症患者病情的严重程度和病情进展情况密切相关。因脓毒症死亡的患者,入院时和 48 h 后 TNF-α 水平均处于较高状态,但 TNF-α 在病毒感染和无菌性炎症中(如手术、自身免疫性疾病、移植排斥反应等)也有升高。整体来讲, TNF-α 对脓毒症的诊断特异性较差[5,15,16,20,46,47]。

单核细胞、成纤维细胞、内皮细胞、角质形成细胞、T 淋巴细胞和肿瘤细胞均可产生 IL-6。IL-6 可作为 B 淋巴细胞的分化因子和 T 淋巴细胞激活因子。机体注射 LPS 或活菌 4~6 h 后,IL-6 即可被释放到血液中;24~48 h 可逐渐下降至正常水平。同时,巨噬细胞和内皮细胞还可产生 IL-8 h[5,15,16,46-48]。

IL-10 是一种重要的抗炎细胞因子,由 T2 细胞、CD4 +细胞、单核细胞和 B 细胞产生。IL-10 通过抑制 TNF-α、IL-1β、IL-8、IL-6、IFN-γ、一氧化氮、前列腺素代谢物等促炎因子的产生,进而发挥抗炎的作用[5,15,16,46-49]。

八、根据现有证据，谁是最佳的生物标志物

为了评估脓毒症生物标志物诊断的准确性，以区分脓毒症患者与非传染性炎症反应患者，研究人员在2014年4月至2016年9月间进行了一项荟萃分析，在PubMed和Embase数据库中检索"sepsis""SIRS""diagnosis"等[50]。共检索到31 874篇文献，排除了与血液、免疫抑制和儿科相关的研究，最终纳入了86项研究，共涉及10 438例患者和60个生物标志物。

通过QUADAS评价体系对纳入的研究的质量进行评估，该体系包含4个要素，即病例的选择、待评价试验、金标准、病例流程和进展情况。在纳入的研究中，平均每个研究仅满足QUADAS评价体系69%的要素。

与PCT、CRP和IL-6相关的参考文献均超过10篇，我们发现PCT有显著的发表偏倚($P=0.02$)，而CRP ($P=0.62$)和IL-6 ($P=0.70$)没有发表偏倚。其他53个生物标志物的相关研究均少于4篇。研究最多的生物标志物是PCT、CRP、IL-6、sCD14-ST、LBP和sTREM-1，它们的AUC值分别为0.85、0.77、0.79、0.88、0、71和0.85。sCD14-ST和sTREM-1的AUC值与PCT相似。值得注意的是，CD64的AUC值为0.9，本研究的异质性(I) <50%。整体来讲，CD64是非常有潜力的脓毒症生物标志物，目前仍有待更大规模的研究去证明。PCT、CRP、IL-6、sCD14-ST、LBP和sTREM-1等生物标志物的相关研究具有显著的异质性(I均>50%)[50]。总之，虽然一些生物标志物在脓毒症的诊断中具有中等甚至更高的诊断价值，但仍有待进一步高质量大样本的研究去证明其可靠性[50]。

九、脓毒症的生物标志物和特殊情况

(一)手术

手术可引起炎症应激，术后患者PCT可出现生理性升高。在心肺手术、主动脉修复术、髋关节置换术和肝移植术等研究中通常可观察到术后第2天PCT出现较高水平，随后急剧下降[51-57]。术后初始PCT升高后未很快下降，常提示术后感染。监测术后患者PCT动态变化对判断是否存在感染很重要[51-57]。在诊断心脏术后的患者感染方面，PCT比白细胞、CRP的价值更高，其临界值为0.47 flg/L。[51-57]PCT也被认为是成功手术根除坏死性软组织病灶的一个指标。此

时,PCT 通常会在术后 2d 有所下降[58]。对脑室引流术后患者,PCT 升高也可作为中枢神经系统感染的可靠指标[59]。

(二)烧伤

烧伤也可引起炎症应激反应,同时也增加了感染、器官功能障碍及死亡的风险,因此监测烧伤患者的炎症反应至关重要。目前为止,还尚未发现一个可靠的、能够预测或监控烧伤相关感染的标志物[60]。有一项荟萃分析的结果显示,PCT 可能成为早期诊断烧伤相关感染的生物标志物(AUC=0.92)。但该荟萃分析纳入的研究异质性较大,可靠性有待商榷,需大规模、高质量研究进一步验证,以及确定最佳临界值[61]。有研究显示,烧伤及疑似脓毒症患者中,血清 IL-8 与器官功能障碍($P<0.002$)及死亡率($P<0.05$)相关,提示血清 IL-8 可作为脓毒症的生物标志物及烧伤患者死亡率的预测因子[60]。一项前瞻性研究曾评估了 sCD14-ST、PCT、CRP、白细胞对烧伤脓毒症患者的诊断效果,其 AUC-ROC 分别是 83.4%、84.7%、81.9%、50.8%。提示在烧伤患者脓毒症诊断方面,sCD14-ST 与 PCT 和 CRP 具有相似的预测效果[62]。

(三)移植

脓毒症和脓毒症休克是移植术后粒细胞减少患者的主要死因。感染通常发生在造血干细胞移植后的前 3 周,伴有较高的死亡风险[63]。目前尚未发现理想的生物标志物去预测移植后脓毒症的发生。有荟萃分析比较了 PCT、CRP 对造血干细胞移植术后脓毒症的诊断价值。结果显示,在异基因造血干细胞移植患者中,CRP 优于 PCT(ROC:0.82 vs. 0.69)[64]。曾有一项前瞻性观察研究,纳入了 52 例同种异体造血干细胞移植术后发热伴中性粒细胞减少的革兰阴性菌感染患者,建议将 sCD14-ST(临界值为 218 pg/mL)作为脓毒症诊断的附加试验[65]。该研究显示,PCT(临界值:1.5 ng/mL)虽然表现出较好的诊断价值,但在敏感性和特异性方面低于 sCD14-ST;而 CRP 的敏感性更低(40%),故对在革兰氏阴性病原体感染高发的异基因造血干细胞移植术后成年患者,不常规推荐 CRP 作为诊断其脓毒症的生物标志物[65]。但有研究发指出,当 CRP>120 mg/L 时,与死亡风险独立相关,可作为一个预后因素[63]。在实体器官移植患者脓毒症的诊断方面,PCT 具有较好的敏感性和特异性[66]。同时应注意,实体器官移植(肺、肾、肝和心脏)术后第 1 周,PCT 可有非特异性增加。此时,PCT 对脓毒症的诊断效果欠佳。然而在实体器官移植术后第 1 周,PCT 联合微生物培养诊断感染是有意义的[67,68]。通常 IL-6 在实体器官移植术后会迅速下降,是诊断术后细菌性脓毒症的最佳指标[69]。

十、生物学评分系统

所有上述的生物标志物在个体应用中都有一定的局限性,包括对脓毒症缺乏特异性。为了提高脓毒症的早期诊断准确性,可考虑将生物标志物与临床参数结合起来,形成各类生物学评分系统,有利于取得良好的结果[70]。

Gibot 等人研究证实,联合血清 CD64、PCT 和 sTREM-1 的生物学评分系统对脓毒症诊断具有更高的准确性。该评分系统主要的局限性是 sTREM-1(ELISA 试剂盒检测)和 CD64(流式细胞仪检测)在实际推广中具有一定的检测难度[71]。

此外,Yang 等人联合 PCT、CRP 和 SOFA 评分的生物学评分系统也具有较高的诊断价值,可进一步推广探究[70]。

十一、结论

脓毒症是一个异质性较高的疾病,在诊断上会存在一定的困难,发现有效的生物标志物对脓毒症的诊断具有重要意义。目前应用的生物标志物,虽然也是建立在一定的科学基础上,但仍存在争议。在临床实践中,应该根据患者的临床表现、生物标志物的水平及动态变化的趋势进行综合性分析。对手术、烧伤、移植等特殊情况的患者,更应谨慎、全面、综合分析。在脓毒症的诊断方面,需要进一步研究生物学评分系统(包括生物标记物和临床特征),以提高早期诊断的敏感性和特异性。

参考文献

[1] Rhodes A, Evans L, Alhazzani W, Levy MM, Antonelli M, et al. Surviving sepsis campaign: international guidelines for management of sepsis and septic shock: 2016. Intensive Care Med. 2017;43:304-77.

[2] Winters BD, Eberlein M, Leung J, et al. Long-term mortality and quality of life in sepsis: a systematic review. Crit Care Med. 2010;38:1276-83.

[3] Strehlow MC, Emond SD, Shapiro NI, et al. National study of emergency department visits for sepsis, 1992 to 2001. Ann Emerg Med. 2006;48:326-31.

[4] Rivers E, Nguyen B, Havstad S, et al. Early goal-directed therapy in the treatment of severe sepsis and septic shock. N Engl J Med. 2001;345:1368.

[5] Clerico A, Plebani M. Biomarkers for sepsis: an unfinished journey. Clin Chem Lab Med. 2013;51(6):1135-8.

[6] Biron BM, Ayala A, Lomas-Neira JL. Biomarkers for sepsis: what is and what might be? Biomark Insights. 2015;10(Suppl 4):7-17.

[7] Karzai W, Oberhoffer M, Meier-Hellmann A, Reinhart K. Procalcitonin: a new indicator of the systemic response to severe infections. Infection. 1997; 25: 329-34.

[8] Gabay C, Kushner I. Acute-phase proteins and other systemic responses to inflammation. N Engl J Med. 1999;340(6):448-54.

[9] Tillett WS, Francis T. Serological reactions in pneumonia with a non-protein somatic fraction of pneumococcus. J Exp Med. 1930;52:561-71.

[10] Faix JD. Biomarkers of sepsis. Crit Rev Clin Lab Sci. 2013;50(1):23-36.

[11] Assicot M, Gendrel D, Carsin H, Raymond J, Guilbaud J, Bohuon C. High serum procalcitonin concentrations in patients with sepsis and infection. Lancet. 1993; 341(8844):515-8.

[12] Levy MM, Fink MP, Marshall JC, Abraham E, Angus D, Cook D, Cohen J, Opal SM, Vincent J-L, Ramsay G. 2001 SCCM/ESICM/ACCP/ATS/SIS international sepsis definitions conference. Crit Care Med. 2003;31:1250-6.

[13] O'Grady NP, Barie PS, Bartlett JG, Bleck T, Carroll K, Kalil AC, Linden P, Maki DG, Nierman D, Pasculle W, Masur H. Guidelines for evaluation of new fever in critically ill adult patients: 2008 update from the American College of Critical Care Medicine and the Infectious Diseases Society of America. Crit Care Med. 2008;36:1330-49.

[14] Chesi G, Vazzana N, Giumelli C. Biomarkers for sepsis: past, present and future. Ital J Med. 2016;10(4):301-9.

[15] Tillett WS, Francis T. serological reactions in pneumonia with a non-protein somatic fraction of pneumococcus. J Exp Med. 1930;52(4):561-71.

[16] Rivers EP, Jaehne AK, Nguyen HB, et al. Early biomarker activity in severe sepsis and septic shock and a contemporary review of immunotherapy trials: not a time to give up, but to give it earlier. Shock. 2013;39(2):127-37.

[17] Schuetz P, Aujesky D, Mueller C, et al. Biomarker-guided personalised emergency medicine for all - hope for another hype? Swiss Med Wkly. 2015;145:w14079.

[18] Lelubre C, Anselin S, Boudjeltia KZ, Biston P, Piagnerelli M. Interpretation of C-reactive protein concentrations in critically ill patients. Biomed Res Int. 2013;2013:124021.

[19] Zhang Z. HNI: C-reactive protein as a predictor of mortality in critically ill patients: a meta-analysis and systematic review. Anaesth Intensive Care. 2011;39:787-988.

[20] Shine B, de Beer FC, Pepys MB. Solid phase radioimmunoassays for human C-reactive protein. Clin Chim Acta. 1981;117:13-23.

[21] Prucha M, Bellingan G, Zazula R. Sepsis biomarkers. Clin Chim Acta. 2015;440:97-103.

[22] Wacker C, Prkno A, Brunkhorst FM, Schlattmann P. Procalcitonin as a diagnostic marker for sepsis: a systematic review and meta-analysis. Lancet Infect Dis. 2014;13(5):426-35.

[23] Jensen JU, Hein L, Lundgren B, Bestle MH, Mohr TT, Andersen MH, et al. Procalcitonin and survival study (PASS) group: procalcitonin-guided interventions against infections to increase early appropriate antibiotics and improve survival in the intensive care unit: a randomized trial. Crit Care Med. 2011;39:2048-58.

[24] Liu D, Su L, Han G, Yan P, Xie L. Prognostic value of procalcitonin in adult patients with sepsis: a systematic review and meta-analysis. PLoS One. 2015;10(6):e0129450.

[25] Arora S, Singh P, Singh PM, Trikha A. Procalcitonin levels in survivors and nonsurvivors of sepsis: systematic review and meta-analysis. Shock. 2015;43

(3):212-21.

[26] Prkno A, Wacker C, Brunkhorst FM, Schlattmann P. Procalcitonin-guided therapy in intensive care unit patients with severe sepsis and septic shock—a systematic review and meta-analysis. Crit Care. 2013;17(6):R291.

[27] Soni NJ, Samson DJ, Galaydick JL, Vats V, Huang ES, Aronson N, Pitrak DL. Procalcitonin-guided antibiotic therapy: a systematic review and meta-analysis. J Hosp Med. 2013;8(9):530-40.

[28] Chen K-F, Chaou C-H, Jiang J-Y, Yu H-W, Meng Y-H, Tang W-C, et al. Diagnostic accuracy of lipopolysaccharide-binding protein as biomarker for sepsis in adult patients: a systematic review and meta-analysis. PLoS One. 2016;11(4):e0153188.

[29] Sakr Y, Burgett U, Nacul FE, Reinhart K, Brunkhorst F. Lipopolysaccharide binding protein in a surgical intensive care unit: a marker of sepsis? Crit Care Med. 2008;36(7):2014-22.

[30] Opal SM, Scannon PJ, Vincent JL, White M, Carroll SF, Palardy JE, et al. Relationship between plasma levels of lipopolysaccharide (LPS) and LPS-binding protein in patients with severe sepsis and septic shock. J Infect Dis. 1999;180(5):1584-9.

[31] Prucha M, Herold I, Zazula R, Dubska L, Dostal M, Hildebrand T, et al. Significance of lipopolysaccharide-binding protein (an acute phase protein) in monitoring critically ill patients. Crit Care. 2003;7(6):R154-9.

[32] Nakamura M, Takeuchi T, Naito K, et al. Early elevation of plasma soluble CD14 subtype, a novel biomarker for sepsis, in a rabbit cecal ligation and puncture model. Crit Care. 2008;12(Suppl 2):P194. https://doi.org/10.1186/cc6415.

[33] Nagata T, Yasuda Y, Ando M, et al. Clinical impact of kidney function on presepsin levels. PLoS One. 2015;10(6):e0129159.

[34] Klouche K, Cristol JP, Devin J, et al. Diagnostic and prognostic value of soluble CD14 subtype (presepsin) for sepsis and community-acquired pneumonia in

ICU patients. Ann Intensive Care. 2016;6:59.

[35] Endo S, Suzuki Y, Takahashi G, Shozushima T, Ishikura H, Murai A, Nishida T, Irie Y, Miura M, Iguchi H, Fukui Y, Tanaka K, Nojima T, Okamura Y. Usefulness of presepsin in the diagnosis of sepsis in a multicenter prospective study. J Infect Chemother. 2012;18:891-7.

[36] Lui B, Chen YX, Yin Q, Zhao YZ, Li CS. Diagnostic value and prognostic evaluation of presepsin for sepsis in an emergency depart. Crit Care. 2013; 17(5):R244.

[37] Masson S, Caironi P, Spanuth E, et al. Presepsin (soluble CD14 subtype) and procalcitonin levels for mortality prediction in sepsis: data from the albumin Italian outcome sepsis trial. Crit Care. 2014;18(1):R6.

[38] Zheng Z, Jiang L, Ye L, Gao Y, Tang L, Zhang M. The accuracy of presepsin for the diagnosis of sepsis from SIRS: a systematic review and meta-analysis. Ann Intensive Care. 2015;5(1):48.

[39] Wu J, Hu L, Zhang G, Wu F, He T. Accuracy of presepsin in sepsis diagnosis: a systematic review and meta-analysis. PLoS One. 2015;10(7):e0133057.

[40] Wu Y, Wang F, Fan X, Bao R, Bo L, Li J, Deng X. Accuracy of plasma sTREM-1 for sepsis diagnosis in systemic inflammatory patients: a systematic review and meta-analysis. Crit Care. 2012;16(6):R229.

[41] Su L, Liu D, Chai W, Liu D, Long Y. Role of sTREM-1 in predicting mortality of infection: a systematic review and meta-analysis. BMJ Open. 2016; 6(5):e010314.

[42] Chen Q, Shi J, Fei A, Wang F, Pan S, Wang W. Neutrophil CD64 expression is a predictor of mortality for patients in the intensive care unit. Int J Clin Exp Pathol. 2014;7(11):7806-13.

[43] Farias MG, de Lucena NP, Dal Bó S, de Castro SM. Neutrophil CD64 expression as an important diagnostic marker of infection and sepsis in hospital patients. J Immunol Methods. 2014;414:65-8.

[44] Groselj-Grenc M, Ihan A, Pavcnik-Arnol M, Kopitar AN, Gmeiner-Stopar T,

Derganc M. Neutrophil and monocyte CD64 indexes, lipopolysaccharide-binding protein, procalcitonin and C-reactive protein in sepsis of critically ill neonates and children. Intensive Care Med. 2009;35(11):1950-8.

[45] Wang X, Li ZY, Zeng L, Zhang AQ, Pan W, Gu W, Jiang JX. Neutrophil CD64 expression as a diagnostic marker for sepsis in adult patients: a meta-analysis. Crit Care. 2015;19:245.

[46] Low C, Syed D, Khan D, Tetik S, Walborn A, Hoppensteadt D, Mosier M, Fareed J. Modulation of interleukins in sepsis-associated clotting disorders: interplay with hemostatic derangement. Clin Appl Thromb Hemost. 2017;23(1):34-9.

[47] Zhao HQ, Li WM, Lu ZQ, Sheng ZY, Yao YM. The growing spectrum of anti-inflammatory interleukins and their potential roles in the development of sepsis. J Interf Cytokine Res. 2015;35(4):242-51.

[48] Hou T, Huang D, Zeng R, Ye Z, Zhang Y. Accuracy of serum interleukin (IL)-6 in sepsis diagnosis: a systematic review and meta-analysis. Int J Clin Exp Med. 2015;8(9):15238-45.

[49] Pan W, Zhang AQ, Yue CL, Gao JW, Zeng L, Gu W, Jiang JX. Association between interleukin-10 polymorphisms and sepsis: a meta-analysis. Epidemiol Infect. 2015;143(2):366-75.

[50] Liu Y, Hou JH, Li Q, Chen KJ, Wang SN, Wang JM. Biomarkers for diagnosis of sepsis in patients with systemic inflammatory response syndrome: a systematic review and meta-analysis. Spring. 2016;5(1):2091.

[51] Bouaicha S, Blatter S, Moor BK, Spanaus K, Dora C, Werner CM. Nivel early procalcitonina en suero después de la sustitución total de cadera primaria. Los Med Inflamm. 2013;2013:927. 636. https://doi. org/10. 1155/2013/927636.

[52] Amin DN, Pruitt JC, Schuetz P. Influence of major cardiopulmonary surgery on serum levels of procalcitonin and other inflammatory markers. Anaesth Intensive Care. 2012;40(5):760-6.

[53] Bouaicha S, Blatter S, Moor BK, Spanaus K, Dora C, Werner CM. Early serum procalcitonin level after primary total hip replacement. Mediat Inflamm. 2013;

2013:927636.

[54] Varetto G, Castagno C, Trucco A, Frola E, Bert F, Scozzari G, Rispoli P. Serum procalcitonin as a valuable diagnostic tool in the early detection of infectious complications after open abdominal aortic repair. Ann Vasc Surg. 2016; 34: 111-8.

[55] Kaido T, Ogawa K, Fujimoto Y, Mori A, Hatano E, Okajima H, Uemoto S. Perioperative changes of procalcitonin levels in patients undergoing liver transplantation. Transpl Infect Dis. 2014;16(5):790-6.

[56] Kallel S, Abid M, Jarraya A, Abdenadher M, Mnif E, Frikha I, Ayadi F, Karoui A. Kinetics, diagnostic and prognostic value of procalcitonin after cardiac surgery. Ann Biol Clin. 2012;70(5):567-80.

[57] Dong Z, Jianxin Z, Haraguchi G, Arai H, Mitaka C. Procalcitonin for the differential diagnosis of infectious and non-infectious systemic inflammatory response syndrome after cardiac operation. Zhonghua Wei Zhong Bing Ji Jiu Yi Xue. 2014;26(7):478-9.

[58] Friederichs J, Hutter M, Hierholzer C, Novotny A, Friess H, Buhren V, Hungerer S. Procalcitonin ratio as a predictor of successful surgical treatment of severe necrotizing soft tissue infections. Am J Surg. 2013;206(3):368-73.

[59] Omar AS, El Shawarby A, Singh R. Early monitoring of ventriculostomy-related infections with procalcitonin in patients with ventricular drains. J Clin Monit Comput. 2015;29(6):759-65.

[60] Kraft R, Herndon DN, Finnerty CC, Cox RA, Song J, Jeschke MG. Predictive value of IL-8 for sepsis and severe infections after burn injury: a clinical study. Shock. 2015;43(3):222-7.

[61] Ren H, Li Y, Han C, Hu H. Serum procalcitonin as a diagnostic biomarker for sepsis in burned patients: a meta-analysis. Burns. 2015;41(3):502-9.

[62] Cakır Madenci Ö, Yakupoğlu S, Benzonana N, Yücel N, Akbaba D, Orçun-Kaptana ğ ası A. Evaluation of soluble CD14 subtype (presepsin) in burn sepsis. Burns. 2014;40(4):664-9.

[63] Massaro KS, Macedo R, de Castro BS, Dulley F, Oliveira MS, Yasuda MA, Levin AS, Costa SF. Risk factor for death in hematopoietic stem cell transplantation: are biomarkers useful to foresee the prognosis in this population of patients? Infection. 2014;42(6):1023-32.

[64] Lyu YX, Yu XC, Zhu MY. Comparison of the diagnostic value of procalcitonin and C-reactive protein after hematopoietic stem cell transplantation: a systematic review and meta-analysis. Transpl Infect Dis. 2013;15(3):290-9.

[65] Stoma I, Karpov I, Uss A, Rummo O, Milanovich N, Iskrov I. Diagnostic value of sepsis biomarkers in hematopoietic stem cell transplant recipients in a condition of high prevalence of gram-negative pathogens. Hematol Oncol Stem Cell Ther. 2017;10(1):15-21.

[66] Yu XY, Wang Y, Zhong H, Dou QL, Song YL, Wen H. Diagnostic value of serum procalcitonin in solid organ transplant recipients: a systematic review and meta-analysis. Transplant Proc. 2014;46(1):26-32.

[67] Cousin VL, Lambert K, Trabelsi S, Galetto-Lacour A, Posfay-Barbe KM, Wildhaber BE, McLin VA. Procalcitonin for infections in the first week after pediatric liver transplantation. BMC Infect Dis. 2017;17(1):149.

[68] Desmard M, Benbara A, Boudinet S, Mal H, Dehoux M, Thabut G, Montravers P. Post-operative kinetics of procalcitonin after lung transplantation. J Heart Lung Transplant. 2015;34(2):189-94.

[69] Zant R, Melter M, Knoppke B, Ameres M, Kunkel J. Kinetics of interleukin-6, procalcitonin, and C-reactive protein after pediatric liver transplantation. Transplant Proc. 2014;46(10):3507-10.

[70] Yang Y, Xie J, Guo F, Longhini F, Gao Z, Huang Y, Qiu H. Combination of C-reactive protein, procalcitonin and sepsis-related organ failure score for the diagnosis of sepsis in critical patients. Ann Intensive Care. 2016;6(1):51.

[71] Gibot S, Béné MC, Noel R, Massin F, Guy J, Cravoisy A, Barraud D, De Carvalho BM, Quenot JP, Bollaert PE, Faure G, Charles PE. Combination biomarkers to diagnose sepsis in the critically ill patient. Am J Respir Crit Care Med. 2012;186(1):65-71.

第五章　肺源性脓毒症的影像学诊断

Jorge Alberto Carrillo-Bayona, Liliana Arias-Alvarez　著

原阳阳　王海旭　译　李琼　孙利敏　校

一、概述

脓毒症的定义是宿主对感染的反应失调引起的危及生命的器官功能障碍。器官功能障碍是一个临床概念,评判标准是 SOFA 评分增加 2 分或以上[1]。

脓毒症休克应被定义为脓毒症的一个子集,其中严重的循环、细胞和代谢异常比单独脓毒症死亡的风险更高[1]。

肺部感染(社区或医院获得性)是脓毒症最常见的原因,它们与急性肺损伤(acute lung injury,ALI)和急性呼吸窘迫综合征(acute respiratory distress syndrome,ARDS)相关。

影像学诊断在初步评估脓毒症和疑似肺部感染患者中起着至关重要的作用。

肺炎的诊断是基于感染的临床表现(发烧、发冷、白细胞增多)、呼吸系统的体征或症状(咳嗽、咳痰、气短、胸痛或肺部检查异常)以及胸部 X 光片中出现新的或增加的阴影[2]。在没有心肺疾病的年轻患者中,肺炎的诊断相对简单,具有上述特征。然而,在老年患者或有基础疾病(充血性心力衰竭、COPD、肿瘤、肺纤维化)的患者中,临床表现可能是多变的,肺炎的诊断可能是复杂的。

严重肺炎被定义为由于呼吸和/或循环衰竭而需要入 ICU 治疗的肺炎[3]。

特殊人群,包括免疫功能低下(HIV 感染和非 HIV 感染)、院内获得性肺炎、呼吸机相关性肺炎患者,感染的病因各不相同,放射学表现也可能有特点。

对于有呼吸道感染的临床症状和体征的患者,胸片可以确诊肺炎。另外,胸部 X 光片可用于评估(某些患者)对治疗的反应,确定是否是特定细菌(特别是结核病)的感染,识别肺炎并发症(脓胸和急性呼吸窘迫综合征),并提出鉴别诊断。

HRCT 在肺炎患者中的应用价值在不断提高。传统上,HRCT 用于临床进展缓慢、合并症或疑似并发症,如脓胸、ARDS 和肺脓肿的患者。最近的研究表明,HRCT 可在疑似肺炎患者中发挥重要作用。Nie 等在对 178 例社区获得性肺炎(CAP)患者的研究中得出结论,基于 HRCT 结果的治疗效果并不逊于以微生物特

性为指导的治疗效果[4],Karhu 等人(65 例重症社区获得性肺炎患者)发现了新的 HRCT 表现,与 60%的患者在 X 线上看到的表现相比,在 75%的病例中进行了额外的治疗[5]。目前,由于临床试验的回顾性性质和患者数量少,不建议对肺炎患者使用 HRCT 进行实质性的改变。然而,新的多排螺旋断层扫描技术可以为肺炎患者提供安全和相关的信息,它可以大幅减少患者的电离辐射,因此需要进一步的研究来重新定义 HRCT 对疑似肺炎患者的诊断和随访的有效性。

肺炎患者有 3 种典型的影像学表现,包括:①局灶性或大叶性肺炎。由于快速产生液体水肿,故缺乏细胞反应(图 5.1)。②支气管肺炎的模式。与位于气道的炎症和邻近肺实质的斑片状改变有关。随着疾病进展,实质改变可合并形成叶状结构(图 5.2)。③间质性模式。与炎症细胞浸润和水肿有关,主要发生在肺间质[6](图 5.3)。

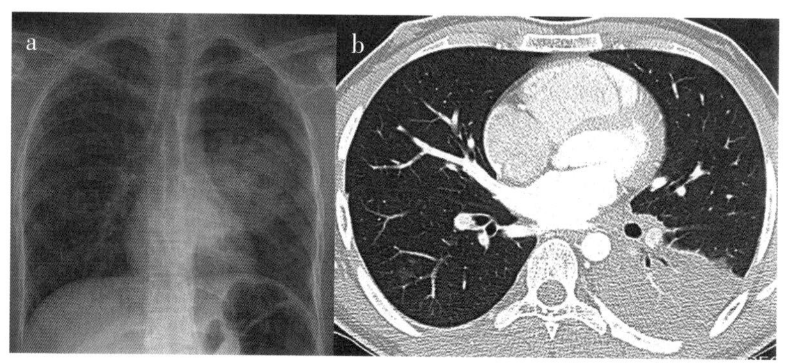

图 5.1 局灶性或大叶性肺炎。36 岁男性肺炎链球菌感染的胸部 X 线和 CT 显示左侧下肺叶实变

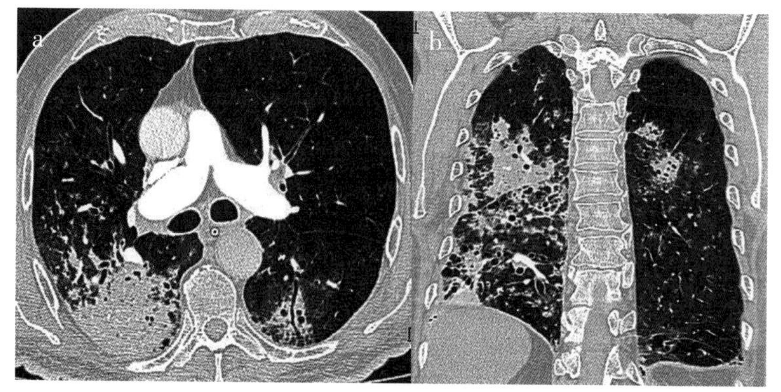

图 5.2 支气管肺炎。轴位和冠状位 HRCT 显示 42 岁男性金黄色葡萄球菌感染,支气管壁增厚和支气管血管周围实变

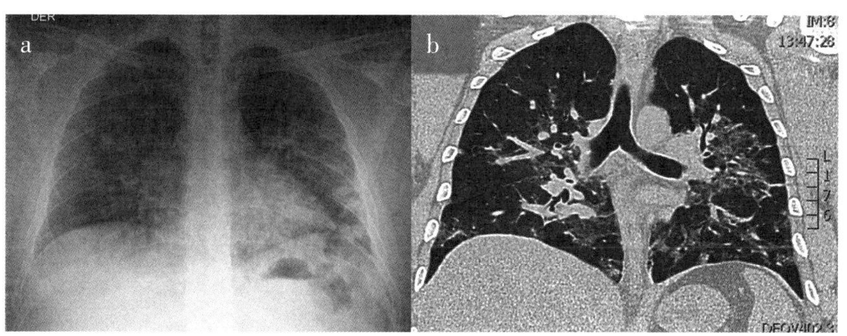

图 5.3 间质性分布。27 岁男性肺炎支原体感染的胸部 X 线和冠状位 HRCT 显示网状影(X 线)和毛玻璃影(HRCT)

最重要的是,在影像学研究中,特定的影像学改变可能提示特定的细菌在特定的临床环境:

(1)磨玻璃改变,即定义为肺实质衰减增加,可见肺血管和支气管壁改变。在免疫功能不全的患者,磨玻璃的存在可提示 P. jiroveci 或 CMV 肺炎。由肺炎支原体引起的肺炎也可伴有明显的磨玻璃样混浊(图 5.4)。

(2)结节,即随机分布的结节(直径小于 10 mm)或小结节(直径小于 3 mm)提示结核或真菌病(组织胞浆菌病)的血行播散。直径大于 10 mm 的结节在 CAP 患者中并不常见,它们的存在可能提示特定的细菌,如星形诺卡菌、真菌病(组织胞浆菌病)、结核或其他诊断(转移性疾病)(图 5.5)。

(3)树芽征,即定义为存在小叶中心线状分支密度。在伴有根尖空化的病例中可能提示结核(免疫功能低下的患者)(图 5.6)。

(4)晕征,即毛玻璃晕与结节、肿块或实变周围存在毛玻璃晕有关,在中性粒细胞减少免疫功能低下患者的背景下,它可能与侵袭性真菌病(曲霉菌病、毛霉病)有关。

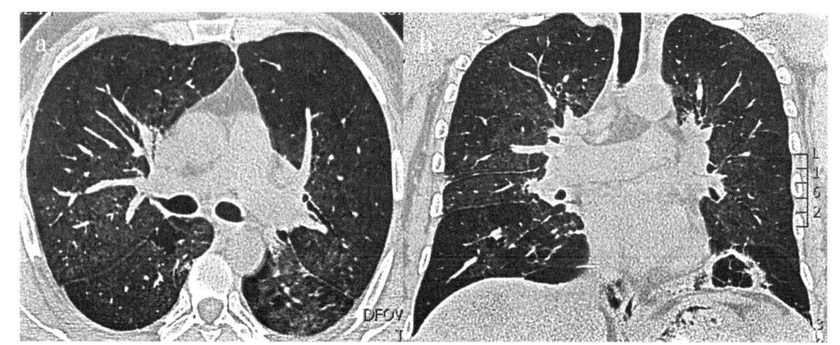

图 5.4 磨玻璃影。轴位和冠状位 HRCT 显示 26 岁男性 P. jiroveci 感染,表现为局灶性磨玻璃影

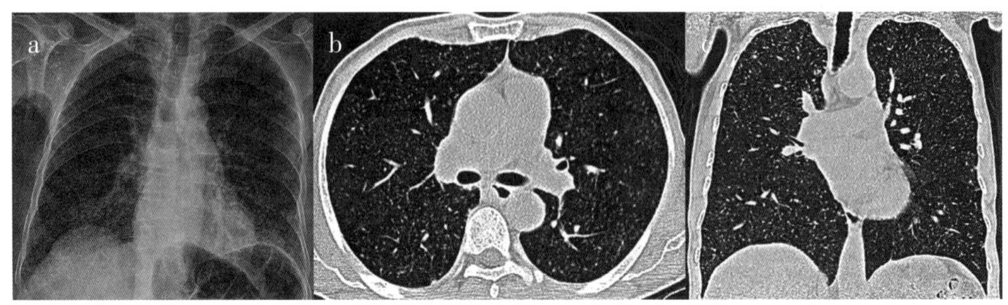

图 5.5　41 岁男性粟粒结核患者胸部 X 线片和 HRCT(轴位和冠状位)显示软组织不透明随机小结节

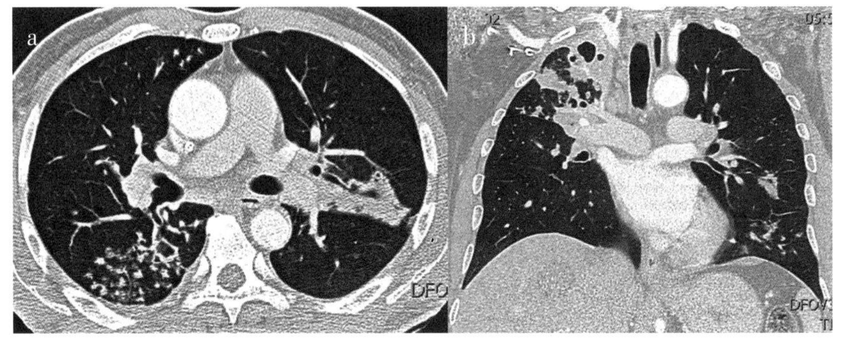

图 5.6　49 岁男性结核患者轴位和冠状位 HRCT 显示小叶中心结节、树芽混浊和右上空化

CAP 患者的微生物鉴定因群体而异。在最近的美国系列(需要住院治疗的 CAP 患者)中,38% 的病例中发现了病原体,病毒感染(23%)高于细菌感染(11%)[7]。

本文描述了肺部来源的常见引起肺炎和脓毒症的微生物,以及它们的主要影像学表现(图 5.7)。

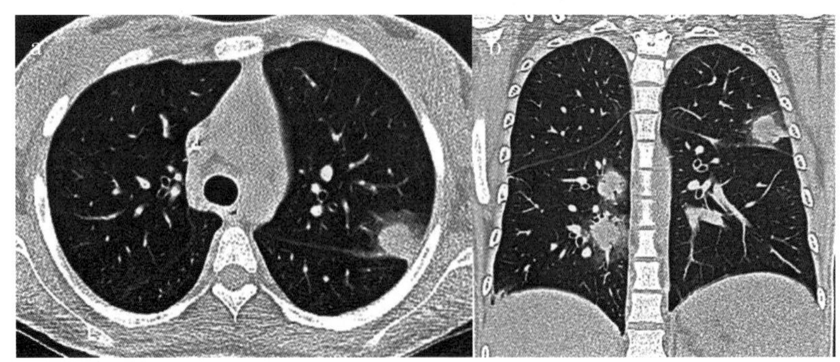

图 5.7　晕征。轴位和冠状位 HRCT 显示 20 岁女性侵袭性肺曲霉菌病,周围软组织结节周围有毛玻璃样阴影

二、病毒

病毒是儿童和成人呼吸道感染的最常见原因。对于免疫功能正常的患者，大多数呼吸道病毒感染是自限性的。然而，在一组免疫功能良好的患者和免疫功能低下的患者中，呼吸道病毒感染表现为严重的气管支气管炎、毛细支气管炎或肺炎。该病毒对呼吸道上皮细胞的直接作用可能与坏死性支气管炎/细支气管炎、弥漫性肺泡损伤和/或肺泡出血有关。病毒性肺炎的影像学表现取决于气道和/或肺实质改变的程度，以及与通透性肺水肿或肺泡出血的相关性。X 线表现包括正常 X 线表现、支气管壁增厚、界限不清的结节，以及“斑块”状的支气管血管周围实变。HRCT 表现为磨玻璃样变、实变、支气管血管周围间质增厚、小叶间隔增厚、结节树芽征、局灶性空气包绕区伴马赛克衰减型[8]。

A 型流感病毒是一般人群中最重要的呼吸道病毒。根据 OMS 的数据，每年有 10%～20% 的世界人口感染流感病毒。与季节性甲型流感病毒相关的死亡率主要发生在 65 岁以上的患者中。然而，在最近起源于墨西哥的甲型 H1N1 流感大流行中，严重的肺炎病例发生在年轻患者、孕妇和肥胖患者中。流感肺炎的影像学表现各异。Kloth 等对 56 例（36 例免疫功能低下，20 例免疫功能正常）流感肺炎患者的研究中，HRCT 最常见的表现包括小叶中心结节（69.6%）、树芽征（50%）和支气管壁增厚（30.3%）。在免疫功能低下组，肺实质改变占优势，而在免疫功能正常组，气道改变最频繁。不同类型和亚型流感病毒的 HRCT 改变无差异[9]（图 5.8）。

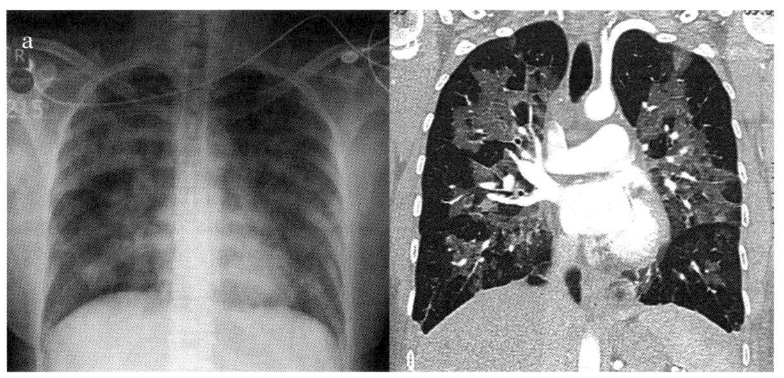

图 5.8 一位 47 岁女性流感（H1N1）感染，胸部 X 线和冠状位 HRCT 显示毛玻璃影和多叶实变

在免疫功能良好的患者中，腺病毒引起的呼吸道感染可导致严重的肺炎。60% 的腺病毒肺炎患者需要机械通气。X 线表现类似细菌性肺炎，局灶性实变进

展为双侧实变，伴有毛玻璃影和胸腔积液[10]。

在免疫功能低下的患者中，由单纯疱疹病毒（HSV）、水痘-带状疱疹病毒（VZV）、巨细胞病毒（CMV），以及呼吸道合胞病毒（RSV）或腺病毒（ADV）引起的肺炎病例已被描述。

在 Mayer 等人的一系列研究中，包括 51 例临床肺炎和呼吸道合胞病毒（RSV）检测阳性的免疫功能低下患者，早期主要表现为结节和树芽型。随着疾病进展，相关表现为磨玻璃（64%）、实变（56%）和小结节（55%）。鼻窦炎、危险因素和影像学表现的相关性可能提示诊断 RSV 肺炎[11]。

三、肺炎链球菌

在大多数病例中，肺炎链球菌是导致细菌性 CAP 最常见的原因。特征性的影像学表现为局灶性或肺叶受损，实变主要累及下叶，临床病程是可变的，对抗生素有充分的反应（在大多数患者中）或有包括 ARDS 和死亡在内的并发症。

四、金黄色葡萄球菌

近年来，甲氧西林耐药（MRSA）和甲氧西林敏感（MSSA）金黄色葡萄球菌引起的呼吸道感染被认为是导致严重 CAP 的重要原因。在一项对 2259 名因 CAP 住院的成人进行的多中心研究中，在 1.6% 的患者中发现了金黄色葡萄球菌（0.7% MRSA 和 1.0% MSSA）。MRSA 在慢性血液透析患者中的发生率较高。这些患者最常见的影像学表现是支气管肺炎，表现为支气管壁增厚、结节不清、支气管血管周围区域（多叶和双侧）实变和空化[12]（图 5.9）。

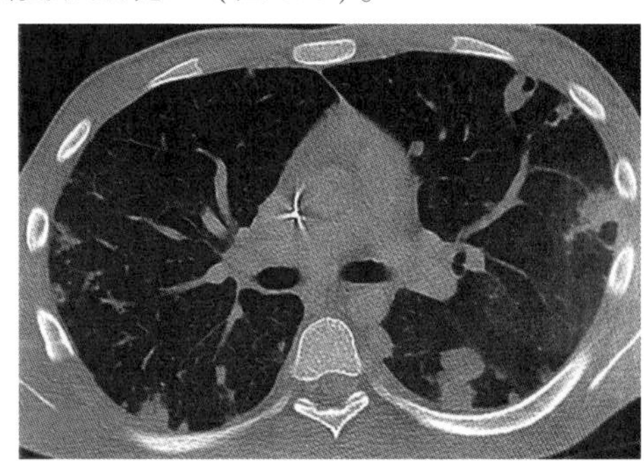

图 5.9　32 岁金黄色葡萄球菌感染男性轴位 HRCT 显示胸膜下结节和空洞

五、支原体肺炎

肺炎支原体是青少年和青年成人肺炎的一个重要原因。肺炎支原体通过单个核细胞引起间质炎症反应,X 线表现为肺门周围和基底网状混浊。该细菌是一种细胞外病原体,其生存依赖黏附在支气管上皮。因此,支气管壁增厚和小叶中心结节的存在是肺炎支原体肺炎患者的常见表现。其他 HRCT 表现包括毛玻璃影和实变[13]。Miyashita 等人的研究比较了支原体肺炎,快速诊断测试得出结论,即 ImmunoCard 支原体试剂盒不能诊断支原体肺炎。在日本呼吸学会评分达到 3 或 4 项标准的患者中,HRCT 的结果可能提示肺炎支原体的诊断[14]。

六、结核分枝杆菌

结核分枝杆菌感染是呼吸道疾病致死的重要原因。通常有亚急性或慢性病程,但结核病可能表现为急性呼吸道感染的临床特征,在临床实践中很难与其他病因(细菌)引起的呼吸道感染区分开来。

活动性结核病患者的呼吸衰竭发生率在 1.5%~5%之间,其表现不同(粟粒状结核病、播散性结核病-急性呼吸窘迫综合征)。在 Mahmoud 的一系列研究中(350 名重症监护病房收治的 CAP 患者),3.1%的患者发展为与结核病相关的急性呼吸窘迫综合征(ARDS)。在超过一半的患者中,对结核病的怀疑是基于放射学表现[15]。Yeh 等人通过 HRCT 评分预测活动性肺结核的工作显示了良好的敏感性(100%)、特异性(96.9%)、阳性预测值(76.5%)和阴性预测值(100%)[16]。

七、曲霉菌

侵袭性曲霉菌感染是免疫功能低下患者发生肺脓毒症的重要原因。常见于中性粒细胞减少患者。然而,侵袭性曲霉菌病也在非中性粒细胞减少的患者(COPD、实体器官移植受者和 ICU 患者)中被发现。侵袭性曲霉菌病的影像学表现多种多样:在血管侵入的形式,X 线表现包括大结节(晕征)、实变和空洞;曲菌病的气道侵犯(通常与实质疾病相关),其表现包括树芽征、小叶中心结节和实变[17,18]。

八、耶氏肺孢子虫肺炎

因 HIV 感染而免疫功能低下的患者或无 HIV 感染而免疫功能低下的患者(由于药物治疗、移植后等引起的免疫抑制)可发生耶氏肺孢子虫肺炎。两组的临床病程各不相同(第 1 组为亚急性,第 2 组为急性)。在两组中,主要的影像学表现是地图性或弥漫性毛玻璃影。其他不常见的表现包括实变、铺石路症、囊肿、小叶内线和结节[19](图 5.10)。

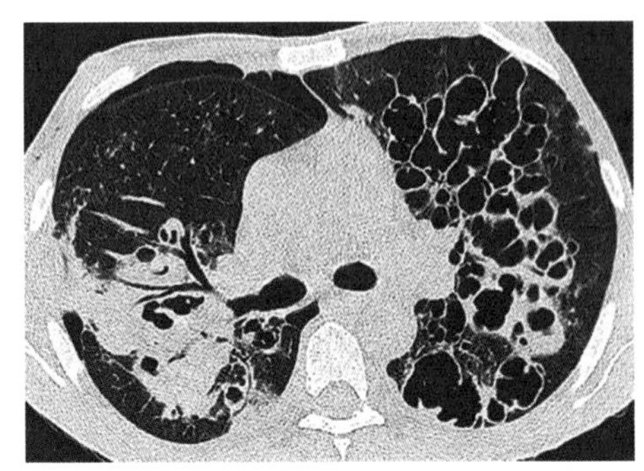

图 5.10 25 岁男性伊氏疟原虫感染的轴位 HRCT 显示肺囊肿、右上叶实变和右侧气胸

与肺炎相关的最常见的并发症(影像学检查可评估)是继发性胸膜感染、肺实质坏死(脓肿)和急性呼吸窘迫综合征。

九、胸膜感染

胸膜疾病的微生物学不同于 CAP 患者。在一项关于胸腔感染导致脓毒症的多中心研究中,与胸膜感染相关的最常见细菌是中间链球菌(24%)、肺炎链球菌(21%)和其他链球菌(7%),其次是厌氧菌(20%)和葡萄球菌(10%)。医院获得性感染中最常见的病原体为葡萄球菌(35%)和革兰氏阴性菌(23%)[20]。超声检查可以对胸膜液进行表征,确定颗粒或隔膜的存在及相关的胸膜增厚。CT 可以明确胸膜聚集物的精确分布、是否存在胸膜增厚(含或不含肺压陷)及相关实质改变的特征(图 5.11)。

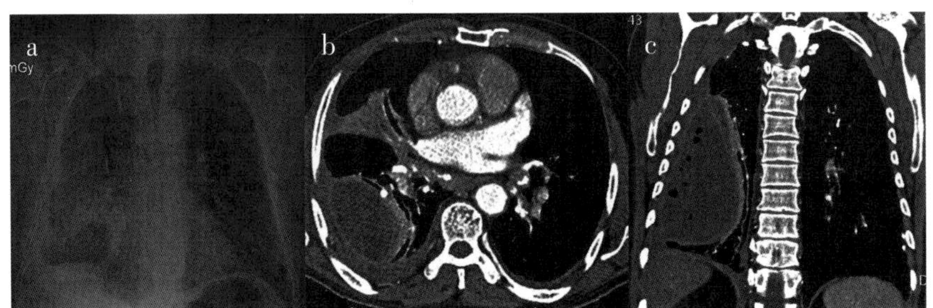

图 5.11 56 岁男性细菌性肺炎和脓胸的胸部 X 线片和 CT(轴位和冠状位)显示右侧胸膜聚集、空洞形成和胸膜增厚

十、肺脓肿

它的定义是肺实质内坏死组织或局限的脓肿,由于支气管胸膜瘘的发生,可以形成空洞并表现为气液平。肺脓肿可能是原发的(通常与吸入有关),也可能是继

发的(由于支气管阻塞)。在影像学检查中,肺脓肿表现为边界清晰的肿块、空洞(病灶内液体或空气密度)和厚度不等的壁(根据演变时间)(图 5.12)。

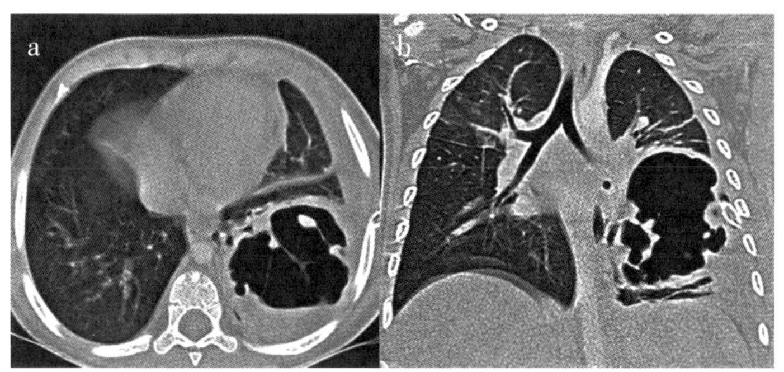

图 5.12　12 岁男孩伴肺脓肿的轴向和冠状面 HRCT 显示左肺叶空化肿块、气液平面

十一、急性呼吸窘迫综合征

急性呼吸窘迫综合征(Acute respiratory distress syndrome, ARDS)是一种毛细血管通透性水肿,其特征是毛细血管内皮细胞和肺泡上皮细胞通透性增加并伴有难治性低氧血症。在西方国家,脓毒症患者中急性呼吸窘迫综合征的发生率为 6%~7%。ARDS 可能是原发性或肺性(与肺炎/吸入性有关),也可能是继发性或肺外性(外伤、非肺脓毒症、胰腺炎等)[22]。影像学表现取决于 ARDS 的发展和肺纤维增生性反应的程度。在早期阶段,影像研究显示毛玻璃样混浊和/或可变分布(斑片状、AP 衰减梯度或弥漫性分布)的实变。对于有显著纤维增生性病变的患者,HRCT 表现包括毛玻璃影、小叶内密度、扭曲的肺结构、牵拉性支气管扩张和蜂窝状结构。在最近的一组急性呼吸窘迫综合征患者中,呼吸顺应性降低与网状结构增加相关,牵拉性支气管扩张诊断为急性呼吸窘迫综合征后 14 天行 HRCT。理论上,HRCT 中纤维增生的识别和定量可以预测不良结局和对 ARDS 患者生活质量的不良影响[23](图 5.13)。

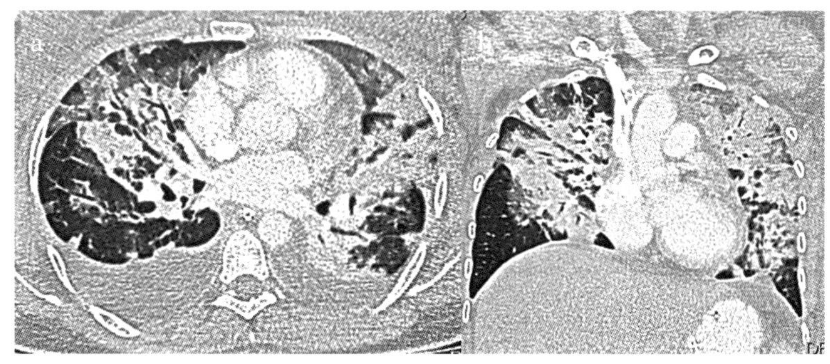

图 5.13　32 岁女性急性肾盂肾炎和 ARDS 的轴位和冠状位 HRCT 显示多叶实变和双侧胸腔积液

十二、鉴别诊断

肺部感染患者的影像学鉴别诊断较多，包括以磨玻璃样混浊、实变或结节为病程的疾病（多见于感染性疾病），如小血管性肺血管炎、隐源性机化性肺炎、慢性嗜酸性粒细胞性肺炎、类脂性肺炎、淋巴瘤、吸入性肺炎、原发性肺腺癌。在有广泛实质改变的严重肺部感染或正在发展为 ARDS 的病例中，必须考虑不同病因的肺水肿、急性间质性肺炎、急性嗜酸性粒细胞性肺炎和弥漫性肺泡出血（图 5.14）。

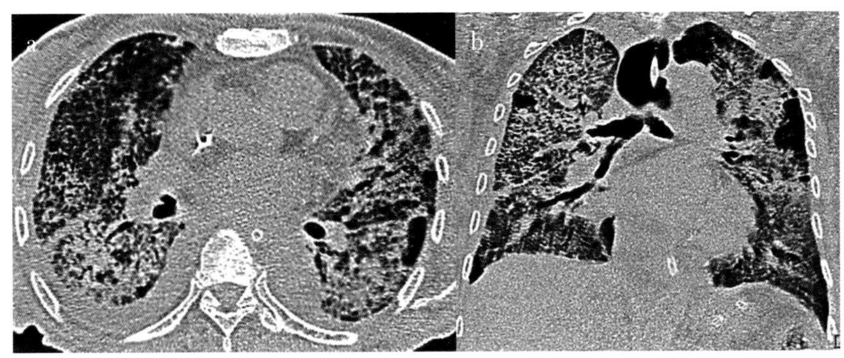

图 5.14　HRCT 轴位和冠状位显示 52 岁女性弥漫性肺泡出血继发于显微镜下的多血管炎，显示多叶性铺路石样改变

参考文献

[1]　Singer M, Deutschman CS, Seymour CW, et al. The third international consensus definitions for sepsis and septic shock (sepsis-3). JAMA. 2016;315(8):801-10.

[2]　Wunderink RG, Waterer GW. Community-acquired pneumonia. N Engl Med. 2006;370(6):543-51.

[3]　Morgan AJ, Glossop AJ. Severe community acquired pneumonia. BJA Educ. 2016;5:167-72.

[4]　Nie Y, Li C, Zhang J, et al. Clinical application of high resolution computed tomographic imaging features of community-acquired pneumonia. Med Sci Monit. 2016;22:1053-61.

[5]　Karhu JM, Ala-Kokko TI, Ahvenjärvi LK, et al. Early chest computed tomography

in adult acute severe community acquired pneumonia patients treated in the intensive care unit. Acta Anaesthesiol Scand. 2016;60(8):1102-10.

[6] Gharib AM, Stern EJ. Radiology of pneumonia. Med Clin North Am. 2001;85(6):1461-91.

[7] Jain S, Self WH, Wunderink RG, et al. Community-acquired pneumonia requiring hospitalization among U. S. adults. N Engl J Med. 2015;373(5):415-27.

[8] Franquet T. Imaging of pulmonary viral pneumonia. Radiology. 2011;260(1):18-39.

[9] Kloth C, Forler S, Gatidis S, et al. Comparison of chest-CT findings of Influenza virus-associated pneumonia in immunocompetent vs. immunocompromised patients. Eur J Radiol. 2015;84(6):1177-83.

[10] Tan D, Fu Y, Xu J, et al. Severe adenovirus community acquired pneumonia in immunocompetent adults: chest radiographic and CT findings. J Thorac Dis. 2016;8(5):848-54.

[11] Mayer JL, Lehners N, Egerer G, et al. CT-morphological characterization of respiratory syncytial virus (RSV) pneumonia in immune-compromised adults. Rofo. 2014;186(7):686-9.

[12] Self WH, Wunderink RG, Williams DJ, et al. Staphylococcus aureus community aquired pneumonia: prevalence, clinical characteristics, and outcomes. Clin Infect Dis. 2016;63(3):300-9.

[13] Guo Q, Li HY, Zhou YP, et al. Associations of radiological features in mycoplasma pneumoniae pneumonia. Arch Med Sci. 2014;10(4):725-32.

[14] Miyashita N, Kaway Y, Yamaguchi T, et al. Clinical potential of diagnostic methods for the rapid diagnosis of mycoplasma pneumoniae pneumonia in adults. Eur J Clin Microbiol Infect Dis. 2011;30(3):439-46.

[15] Mahmoud ES, Baharoon SA, Alsafi E, et al. Acute respiratory distress syndrome complicating community acquired pneumonia secondary to mycobacterium tuberculosis in a tertiary care center in Saudi Arabia. Saudi Med J. 2016;37(9):973-8.

[16] Yeh JJ, Chen SC, Chen CR, et al. A high-resolution computed tomography-based scoring system to differentiate the most infectious active pulmonary tuberculosis from community-acquired pneumonia in elderly and non-elderly patients. Eur Radiol. 2014;24(10):2372-84.

[17] Kosmidis C, Denning DW. The clinical spectrum of pulmonary aspergillosis. Thorax. 2015;70(3):270-7.

[18] Patterson KC, Strek ME. Diagnosis and treatment of pulmonary aspergillosis syndromes. Chest. 2014;146(5):1358-68.

[19] Kanne JP, Yandow DR, Meyer CA. Pneumocystis jiroveci pneumonia: high-resolution CT findings in patients with and without HIV infection. Am J Roentgenol. 2012;198(6):555-61.

[20] Maskell NA, Batt S, Hedley EL, et al. The bacteriology of pleural infection by genetic and standard methods and its mortality significance. Am J Respir Crit Care Med. 2006;174:817-23.

[21] Kuhahda I, Zaragoulidis Tsirgogianni K, et al. Lung abscess-etiology, diagnostic and treatment options. Ann Transl Med. 2015;3(13):183.

[22] Kim WY, Hong SB. Sepsis and acute respiratory distress syndrome: recent update. Tuberc Respir Dis (Seoul). 2016;79(2):53-7.

[23] Burmham EL, Hyzy RC, Paine R Ⅲ, et al. Detection of fibroproliferation by chest high-resolution CT scan in resolving ARDS. Chest. 2014;146(5):1196-204.

第六章 脓毒症多器官系统衰竭

Marco A. Gonzalez，Cristhiaan D. Ochoa 著

刘 欢 段晓光 译 贠文晶 秦翠红 校

一、介绍

脓毒症是宿主对感染的反应失调而致的危及生命的器官功能障碍，如不及时治疗，会导致休克甚至死亡[1-2]。上述失调是由促炎系统和抗炎系统对有害微生物反应的不对称造成的。在发达国家，脓毒症占重症监护病房(intensive care unit，ICU)住院患者的11%，死亡率为20%~30%，当合并休克时，死亡率甚至超过40%[3]。

近年来，脓毒症和脓毒症休克被重新定义和阐述，即当SOFA评分在原有基础上升高2分及以上，则认为存在宿主反应失调引起的器官功能障碍[6]。脓毒性休克作为脓毒症恶化的一种状态，常导致更严重的多脏器功能衰竭，被认为是脓毒症的一个亚族。对于执业重症监护医师来说，这意味着脓毒性休克患者需要在脓毒症的基础上出现有效循环血量不足，充分液体复苏后，仍应用升压药物维持平均动脉压(mean arterial blood pressure，MAP)≥65 mmHg(1 mmHg = 133 Pa)，且血乳酸水平≥2 mmol/L[6]。这种免疫、生理和生化风暴是导致突然的，有时是持续的多器官功能障碍脓毒症患者的原因。

在脓毒症中，虽然各个脏器系统都可能受到影响，但各系统发生功能障碍的风险并不相同。整体上，约50%的患者发生心血管和呼吸系统障碍，约30%的患者发生肾功能不全，但其他系统功能障碍的风险较低[5]。器官功能障碍可持续数周，对总住院时间、ICU时间、机械通气时间、死亡率等均有影响[4,5]。脓毒症导致的脏器功能障碍，发生机制复杂，其病理生理机制可能被错误理解。因此，我们针对实习或社区重症监护医师做一个简要的梳理，希望有助于他们理解与脓毒症相关的多器官衰竭综合征。

二、脓毒症多器官衰竭的临床特点

1. 心血管系统

心血管系统功能和形态异常是脓毒症损伤的主要特点，主要表现为心房传导

异常、心室心肌损伤、左室射血分数降低和心室扩张。临床上，这些可以通过心电图、超声心动图、血清脑利钠肽水平、血清肌钙蛋白 T 或 I 水平来检测[7]。临床可表现为房颤伴室速、低血压和/或休克。

2. 呼吸系统

脓毒症常导致肺毛细血管渗漏、肺泡通透性增加，导致非心源性肺水肿，出现双肺浸润影，引起低氧血症和肺顺应性降低。通过胸部 X 光片或 CT 扫描可直接检测。当血液氧合功能严重受损时，可进展为急性呼吸窘迫综合征（ARDS）。

3. 中枢神经系统

脓毒症脑病的病理生理机制仍不清楚，脑部影像学通常无异常，脑电图可表现为非特异性、弥漫性、非局灶性病变。脓毒症脑病临床表现为心理状态改变或精神错乱，通常很难与 ICU 谵妄相鉴别。

4. 肾脏系统

肾脏是脓毒症常类累及的器官之一，低血压或休克是早期肾前性损伤的主要原因，进一步加重可导致肾性损伤如急性肾小管坏死。临床上表现为尿量减少、血清肌酐升高、尿常规发现泥褐色颗粒管型等。最终可导致不同程度的急性肾衰竭，最严重的是急性少尿性肾衰竭，需要及时进行肾脏替代治疗。

5. 胃肠和肝脏系统

常见的脓毒症相关胃肠功能障碍是麻痹性肠梗阻、腹泻。应注意，腹泻可能与抗生素治疗或难辨梭状芽孢杆菌重叠感染有关。脓毒症相关肝功能障碍常表现为胆汁淤积性肝酶升高[7]。

6. 凝血系统

脓毒症相关凝血功能最常见的表现是弥散性血管内凝血（disseminated intravascular coagulation ，DIC），其特征为血小板减少、国际标准化比值（international normalized ratio，INR）延长、活化部分凝血活酶时间（activated partial thromboplastin time，APTT）延长[7]。

7. 内分泌系统

脓毒症可显著影响机体内的激素环境，主要有胰岛素抵抗、促肾上腺皮质激素反应性低下，以及短暂的中枢性甲状腺功能减退。临床表现为高血糖、相对肾上腺功能不全、非甲状腺疾病综合征（过去又称为正常甲状腺病理综合征）[2,7]。

三、病理生理因素

脓毒症的病理生理过程在各类研究中已被深入阐述[7]。整体来讲,脓毒症在细胞水平上最重要的事件就是激活先天免疫细胞,尤其是巨噬细胞的激活。

巨噬细胞与病原体相关的分子模式(如脂多糖)、损伤相关的分子模式(如DNA)和巨噬细胞的模式识别受体(如Toll样受体)的结合可诱导巨噬细胞激活。活化的巨噬细胞能够通过分泌细胞因子、趋化因子和活性氧等调节促炎反应,这是先天免疫反应清除病原体的关键。但是,这种反应也可能直接导致器官损伤。

巨噬细胞引起的促炎反应以细胞因子风暴(IL-1、IL-6、IL-8、TNF-α等)为特征,能够将单核细胞、中性粒细胞[1]等促炎细胞募集到感染的部位。在这个过程中,TNF-α被认为是参与休克早期发病机制的主要细胞因子,并可能在多器官衰竭中发挥直接作用[7]。此外,许多涉及先天免疫反应的分子(如急性期反应物、C5a等)也可激活凝血级联反应,导致DIC。虽然这一系列炎症反应可能对机体造成损伤,但对激活和强化特异性免疫反应,促进病原体的根除是必要的。

我们应该及时采取适当的治疗措施,否则机体就会进入免疫抑制期,即免疫瘫痪。普遍认为,特异性免疫在免疫抑制期受到了严重的影响。有证据表明,长期的炎症反应(如脓毒症治疗不当)可导致B细胞和T细胞亚群的缺失,从而引起宿主的免疫低下。脓毒症相关免疫抑制的主要特征是IL-10增加、T细胞无能,以及抗原提呈细胞MHC Ⅱ表达降低。此外,有人发现,脓毒症相关免疫抑制与院内感染的进展、器官衰竭的严重程度,以及死亡具有一定的相关性[8]。

在脓毒症相关器官功能障碍中,多种细胞均参与了其病理生理过程,如内皮细胞、肠上皮细胞等。内皮细胞是凝血、血管张力、血管通透性、血管生成、脂质代谢、炎症和白细胞迁移等多种生理功能的主要调节者。在脓毒症中,内皮功能障碍可导致白细胞黏附增加、凝血激活、血管舒张、血管通透性增加,引起血管渗漏、组织水肿、血管内微血栓形成、氧输送障碍,甚至损伤细胞内线粒体功能,最终引起器官功能障碍[7,9,10]。同样,肠上皮通透性增加导致肠道菌群移位也是脓毒症相关器官功能障碍的原因之一[9]。

四、脓毒症多器官衰竭的预防与治疗

早期治疗可减轻或避免脓毒症相关器官功能障碍。避免组织低灌注,控制和清除感染源是预防脓毒症多器官衰竭的主要手段。当发生 ARDS 时,应采取肺保护性机械通气,必要时可进行镇痛镇静、俯卧位通气,甚至体外膜肺氧合(extracorporeal membrane oxygenation,ECMO)治疗[11,12]。但镇痛镇静可引起谵妄、神经性肌肉无力等不良反应,应合理使用[11,13]。当机体可耐受肠内营养时,应尽早启动肠内营养,避免肠道细菌移位。当机体出现心血管循环功能障碍时,应早期液体复苏、合理应用升压药物,必要时应用正性肌力药物增强心肌收缩力[11,14,15,16]。

五、结论

脓毒症器官功能障碍预防和治疗的关键是避免机体长时间处于严重的免疫失调状态。此外,尽早合理应用抗生素、控制和清除感染源、肺保护性通气策略、早期肠内营养、早期逆转低血压和低灌注状态等都是有效的治疗策略,应综合考量,合理应用[17,18]。

参考文献

[1] Bhan C,Dipankar P,Chakraborty P,Sarangi P. Role of cellular events in the pathophysiology of sepsis. Inflamm Res. https://doi.org/10.1007/s00011-016-0970-x. 08 julio.

[2] Angus D,van der Poll T. Severe sepsis and septic shock. N Engl J Med. 2013;369:840-512016.

[3] Montmollin E,Annane D. Year in review 2010: critical care- multiple organ dysfunction and sepsis. Crit Care. 2011;15:236.

[4] Guigis F,Khadpe J,Kuntz G,et al. Persistent organ dysfunction after severe sepsis: a systematic review. J Crit Care. 2014;29:320-6.

[5] Coopersmith MK. Pathophysiology of septic shock: from bench to bedside. Presse Med. 2016;45:e93-8.

[6] Singer M,Deutschman CS,Seymour CW,et al. The third international consensus definitions for sepsis and septic shock (sepsis-3). JAMA. 2016;315:801-10.

[7] Gotts J,Matthay M. Sepsis: pathophysiology and clinical management. BMJ. 2016;

353:i1585.

[8] Drewry AM,Samra N,Skrupky LP,Fuller BM,et al. Persistent lymphopenia after diagnosis of sepsis predicts mortality. Shock. 2014;42:383-91.

[9] Singer M. The role of mitochondrial dysfunction in sepsis-induced multi-organ failure. Virulence. 2014;5(1):66-72.

[10] Klingensmith N,Coopersmith C. The gut as the motor of multiple organ dysfunction in critical illness. Crit Care Clin. 2016;329:203-12.

[11] Dellinger RP,Levy MM,Rhodes A,et al. Surviving sepsis campaign guidelines committee including the pediatric subgroup. Surviving sepsis campaign: international guidelines for management of severe sepsis and septic shock: 2012. Crit Care Med. 2013;41:580-637.

[12] Slutsky A,Ranieri M. Ventilator-induced lung injury. N Engl J Med. 2013;369:2126-36.

[13] Reade M,Finfer S. Sedation and delirium in the intensive care unit. N Engl J Med. 2014;370:444-54.

[14] Yealy DM,Kellum JA,Huang DT,et al. ProCESS investigators. A randomized trial of protocol-based care for early septic shock. N Engl J Med. 2014;370:1683-93.

[15] Peake SL,Delaney A,Bailey M,et al. ARISE investigators ANZICS clinical trial group. Goal directed resuscitation for patients with early septic shock. N Engl J Med. 2014;371:1496-506.

[16] Mouncey PR,Osbom TM,Power GS,et al. ProMISE trial investigators. Trial of early goal-directed resuscitation for septic shock. N Engl J Med. 2015;372:301-11.

[17] Churpek MM,Zadravercz FJ,Winslow C,et al. Incidence and prognostic value of the systemic inflammatory response síndrome and organ dysfunctions in Ward patients. Am J Respir Crit Care Med. 2015;192:958-64.

[18] Nelson J,Cox C,Hope A,et al. Chronic critical illness. Am J Respir CritCare Med. 2010;182:446-54.

第七章　耐药机制及解决办法

Gerson Arias-León　著

徐亚楠　时学秀　译　王振华　杨　飞　校

一、概述

在过去70年里,抗生素彻底改变了感染性疾病的治疗,那个能战胜细菌的时代已不复存在。目前,在世界各地新出现的一些微生物不仅对一线抗生素(如青霉素、头孢菌素、万古霉素)有耐药性,而且对那些被视为最后选择的抗生素(如碳青霉烯类、多黏菌素、替加环素、利奈唑胺)也有耐药性。最近甚至出现了一些对所有抗生素均有耐药性的菌株(如泛耐药鲍曼不动杆菌)[2,3]。由多重耐药或泛耐药微生物引起的感染可导致患者脓毒血症发病率和死亡率的增加,同时可能需要使用效果更差、毒性更大或更昂贵的抗生素来治疗[4]。

由于全世界范围内抗生素耐药性持续增加[5-7],因此急需寻找能够控制这种流行的措施,从而进行更为有效的治疗。在这场与耐药菌的战役中,美国传染病学会(IDSA)和美国政府的任务是明确那些有多重耐药机制且能够在世界范围内传播的细菌,目的是大力鼓励研发针对多重耐药微生物的新型高效抗生素及抗生素管理措施[8]。为了壮大这场与耐药菌战役的气势,他们创建了由目前最流行的微生物的首字母组成的缩略词,即ESKAPE:屎肠球菌、金黄色葡萄球菌、肺炎克雷伯菌、鲍曼不动杆菌、铜绿假单胞菌和阴沟肠杆菌[9,10]。

下面,我们根据最常见的微生物来阐述相关的耐药机制,这些耐药机制在重症监护病房中尤为重要。之后,我们将基于证据说明可用于抑制抗生素耐药性的方法。

二、耐药机制

(一)金黄色葡萄球菌的耐药机制

青霉素是治疗金黄色葡萄球菌感染的第1种抗生素。然而,在1944年投入使用后不久,就分离出了耐药菌株。这种耐药机制是细菌产生的由blaZ基因编码的

丝氨酸型 β-内酰胺酶,使 β-内酰胺环破坏,从而使抗生素失活[11]。目前认为超过 95% 的金黄色葡萄球菌对青霉素耐药,因为这一机制,使得青霉素、阿莫西林和氨苄西林成为一种治疗选择。

由于上述抗生素的疗效下降,逐渐研究出新型分子,即甲氧西林,这是在 1959 年研究出的第 1 种耐青霉素酶的半合成青霉素,后又衍生出新的化合物,即萘夫西林和苯唑西林。然而,在其广泛应用后不到 2 年,就分离出了耐甲氧西林的金黄色葡萄球菌(MRSA),原因是青霉素结合蛋白(PBP)被修饰成 PBP2a,使甲氧西林及其衍生物对细菌的亲和力降低。这种耐药机制由 mecA 介导,由 mecR1 基因(激活子)和 mecl 基因(阻遏子)调节。耐甲氧西林金黄色葡萄球菌对所有 β-内酰胺类药物(青霉素类、β-内酰胺酶抑制剂、头孢菌素类和碳青霉烯类)均有耐药性,但头孢洛林除外,头孢洛林是一种可与 PBP2a 结合的头孢菌素。该基因位于一个被叫作 SCCmec 的移动染色体暗盒内,迄今已鉴定出 11 种类型,然而,最重要的是Ⅰ、Ⅱ、Ⅲ、Ⅳ和Ⅴ型[12]。Ⅳ型和Ⅴ型存在于共有克隆中,对其他抗生素家族(如克林霉素、甲氧苄啶、氟喹诺酮类和四环素类等)更敏感。相反,医院资料显示 MRSA 含有Ⅰ~Ⅲ型,由于包含了其他家族的耐药基因,使治疗变得更加困难[13]。

糖肽类(万古霉素)、脂肽类(达托霉素)和噁唑烷酮类(利奈唑胺和特地唑胺)是治疗 MRSA 最常用的抗生素。尽管万古霉素已使用 50 余年,但其耐药性十分罕见,是由粪肠球菌获得的转座子(Tn1546)传递的 vanA 基因介导[14]。最新研究表明达托霉素的耐药性与细菌细胞膜稳态的变化有关,并在治疗高接种量感染(如心内膜炎)或低剂量[<6 mg/(kg·d)]使用期间更易产生。这种耐药机制是由于细胞膜对抗生素的排斥,使得细菌表面净电荷变得更正所致,这种耐药性是由 mprF 基因介导的[15]。有趣的是,研究发现万古霉素的敏感性降低和达托霉素的耐药性之间存在关联,这是由于对万古霉素中度敏感的金黄色葡萄球菌分离株(VISA)的细菌细胞壁增厚,降低了达托霉素穿过细胞壁到达其靶点的能力[16]。

对噁唑烷酮类,尤其是对利奈唑胺的耐药性仍不多见(全球范围内小于 1%),即使最近有报道称其有增长趋势[17]。其耐药性与下面几个机制有关:核糖体结合位点 23S RNA 的突变,核糖体蛋白 L3 和/或肽移位中心 L4 的修饰,或通过获得称为 cfr 的质粒介导的核糖体甲基转移酶[18]。

(二)屎肠球菌对万古霉素的耐药性

针对肠球菌属的一线抗生素是氨苄西林,随着时间的推移,肠球菌对这类抗生素逐渐出现耐药,原因是 PBP5 的高表达,使得其对青霉素和碳青霉烯类抗生素的亲和力很低。由于此类微生物对头孢菌素具有内在的耐药性,因此首选的抗生素是万古霉素。然而,万古霉素在全球范围内的耐药率越来越高,主要就集中在屎肠球菌(VRE),这使得有效治疗变得非常困难。万古霉素的耐药机制主要由 vanA 基因介导,该基因在 D-ala-D-ala 末端水平上对肽聚糖靶位点进行修饰,表现为一种连接酶,利用 D-lac 和 D-ala 残基合成二肽 D-ala-D-lac,与肽聚糖前体结合,降低对万古霉素的亲和力[18]。

氨基糖苷类抗生素(庆大霉素、链霉素)对肠球菌的杀菌作用最小,因此被认为是低效的,但若与青霉素类或万古霉素联用,则产生协同作用,可有效治疗心内膜炎等严重感染。1983 年以来,有一些菌株对氨基糖苷类抗生素产生了耐药性,主要是因为一种被称为 AAC(6′-型)-IE-APH (2″)-IA 的酶改变。

近年来,氨苄西林联合头孢曲松治疗对氨基糖苷类药物高度耐药的心内膜炎的疗效已有报道。这种机制似乎是氨苄西林使 PBP4 和 PBP5 饱和,以及头孢曲松使 PBP2 和 PBP3 饱和,从而产生的协同效应[20]。

(三)肠杆菌科细菌的耐药性:超广谱 β-内酰胺酶、头孢菌素酶和碳青霉烯酶

肠杆菌科细菌对 β-内酰胺类产生耐药性有 2 种基本机制:一是 β-内酰胺酶的产生,二是孔蛋白的关闭和外排泵的表达(若与非发酵革兰氏阴性杆菌相比)。孔蛋白是一种充满水的通道,可协助亲水性抗生素如 β-内酰胺类克服外膜壁而进入细胞,通道表达的突变或孔蛋白的缺失会使细胞外膜的渗透性降低,从而对多种抗生素产生耐药性。外排泵是一种将有毒化合物排出细胞的机制,有些能够将抗菌剂泵出细胞[21],因此它们对细菌的生存至关重要。

β-内酰胺酶可以水解 β-内酰胺环,从而使这类抗生素失去活性。根据酶的活性部位(Ambler 分类法)或底物(Bush-Jacoby 分类法),可以将其总结为 2 种分类方法,即在催化部位使用丝氨酸的酶(A、C 和 D 类)和使用锌的酶(B 类或金属酶)。下面我们将着重介绍目前对临床影响较大的 β-内酰胺酶、超广谱 β-内酰胺酶即 ESBL、头孢菌素类 AmpC 酶和碳青霉烯酶。

超广谱 β-内酰胺酶(ESBL)是在世界范围内广泛分布的酶,它们可以很容易地通过质粒传播,并对所有(除碳青霉烯类)β-内酰胺类药物产生耐药性,同时还常常携带对氟喹诺酮类等不同抗生素家族产生耐药性的基因[22,23],迫使临床上应用更广谱的抗生素如碳青霉烯类,然而这不仅使治疗更加困难和昂贵,同时也是碳青霉烯酶出现的一个因素。

1. ESBL

ESBL 是 Ambler's A 类的 β-内酰胺酶,其催化位点含有丝氨酸,除头孢霉素外,其水解头孢菌素的能力可不同程度地被 β-内酰胺酶抑制剂(尤其是克拉维酸)抑制[23]。目前已被描述的有 300 多种,大多数属于 TEM 型和 SHV 型窄谱 β-内酰胺酶。然而在大肠杆菌中 CTX-M 酶较多见,它们来自抗坏血酸克吕沃尔氏菌,并与社区感染有关[24-26]。

2. AmpC

AmpC 型头孢菌素酶在临床上也有重要意义。这些酶在嗜水气单胞菌、阴沟肠杆菌、弗氏柠檬酸杆菌、摩氏摩根菌、黏质沙雷氏菌、普罗维登菌属和普通变形杆菌中有染色体表达,但也可由其他类型的肠杆菌表达,如大肠杆菌或肺炎克雷伯菌,同时也可由革兰氏阴性的非发酵杆菌表达,如鲍曼不动杆菌和铜绿假单胞菌。这些酶具有水解所有青霉素的能力,包括 β-内酰胺酶抑制剂,第 1 代、第 2 代和第 3 代头孢菌素以及头孢霉素,并保持对头孢吡肟的敏感性。然而由于 AmpC 的大量产生,可能会对第 4 代头孢菌素产生耐药性。此外,最近已经发现了对碳青霉烯类抗生素(尤其是厄他培南)具有耐药性的菌株,特别是阴沟肠杆菌,这是由于这些细菌缺乏与这些酶相关的孔蛋白 OmpF 或 OmpC 的表达[21,27,28]。

非常重要的是,与 ESBL 不同,具有染色体编码 AmpC 的细菌可能并不表达这种酶,因此抗菌谱可能显示出对 β-内酰胺酶抑制剂和头孢菌素的敏感性。但这类抗生素并不建议使用,因为它们是酶的有效诱导剂,使用后会迅速产生耐药性,从而导致治疗失败。因此传统上认为,头孢吡肟和碳青霉烯类是具有这种耐药性的细菌的主要治疗选择。

由于碳青霉烯类药物在治疗产 ESBL 和 AmpC 细菌引起的感染方面的使用增加,碳青霉烯酶也有所增加。近年来,一些研究报道了对生态影响较小的抗生素的使用,如青霉素类 β-内酰胺酶抑制剂(哌拉西林-他唑巴坦、阿莫西林-克拉维酸)和第 4 代头孢菌素类药物。以下是对于产 ESBL 和 AmpC 的肠杆菌科来说,一些非碳青霉烯类抗生素可用证据的简要总结。

哌拉西林-他唑巴坦和阿莫西林-克拉维酸的应用是基于频繁产 ESBL 的肠杆菌科细菌在体外对这些抗生素敏感的事实[29]。然而大多数有关疗效评价的研究都是观察性或回顾性的,许多仅包括尿路感染,而这些抗生素的浓度高于血液中的浓度，并且死亡率的评估可能存在混杂因素影响。总的来说，有证据表明，哌拉西林–他唑巴坦和阿莫西林–克拉维酸在治疗产 ESBL 微生物引起的感染中具有较低的 MIC（最低抑菌浓度）[在哌拉西林–他唑巴坦<2 μg/mL 的情况下，CLSI（临床和实验室标准研究所）的敏感阈值为 16 μg/ mL，EUCAST（欧洲抗菌药物敏感试验委员会）的敏感阈值为 8 μg/mL]。未考虑接种物的影响，在动物模型中，有证据表明其抑制 ESBL 有困难。另一个要点是，已经有 ESBL 酶能够在体外水解哌拉西林–他唑巴坦，尤其是 CTXM 型酶。因此，为了能够安全地应用这类抗生素，需要更多前瞻性研究来评估 β–内酰胺类和 β–内酰胺酶抑制剂与碳青霉烯类联合使用的疗效。显然，与碳青霉烯类药物相比，筛选并合理应用这些耐药性较低的抗菌药物，将产生巨大的影响。

对于染色体编码 AmpC 产生的肠杆菌科的治疗，传统上推荐的首选抗生素是碳青霉烯类和头孢吡肟（如果体外有敏感性）。β–内酰胺酶抑制剂是无效的，因为它们具有典型的耐药性。此外，已经证明使用哌拉西林–他唑巴坦及第 1 代和第 3 代头孢菌素可以诱导这种酶的表达，从而在治疗过程中产生耐药性[30,31]。

这些可选择抗生素的证据是基于特定的感染类型，如尿路感染。此外，由于各个细菌之间的产酶量不同，那些染色体编码的产 AmpC 酶的肠杆菌科细菌对抗生素的敏感性也不一致。例如，在阴沟肠杆菌、弗氏柠檬酸杆菌和黏质沙雷菌中，用不同于头孢吡肟和碳青霉烯类药物的 β –内酰胺类药物治疗失败的发生率较高，而在其他非复杂性感染如尿路感染，哌拉西林–他唑巴坦则可成功治疗[31,32]。Harris 等人对最近发表的 11 项观察研究进行系统回顾和荟萃分析[33]，评估了在由阴沟肠杆菌、弗氏柠檬酸杆菌和黏质沙雷菌引起的菌血症中，联合使用 β–内酰胺类和 β–内酰胺酶抑制剂、头孢吡肟、碳青霉烯类和氟喹诺酮类药物对 30 天全因死亡率的影响。

这项研究的结果并没有发现使用这些抗生素的差异，甚至有证据表明氟喹诺酮类药物可能有更好的疗效。然而，该研究纳入的都是观察性研究，而且各项研究之间的抗生素剂量并不相同，考虑到各项研究之间存在很大的异质性（回顾性或前瞻性、免疫功能正常或免疫抑制的患者，以及合并症等），作者认为并不能得出“使用替代抗生素是安全的”的结论。

3. 碳青霉烯酶

碳青霉烯酶是能够水解碳青霉烯的酶。根据它们在催化中心催化作用的底物,可将其分为2类:丝氨酸型碳青霉烯酶和以锌作为辅助因子的金属碳青霉烯酶。肠杆菌科中最常见的酶是KPC、VIM、IMP、NDM和OXA。由产碳青霉烯酶细菌引起的感染,由于难以治疗而需要联用抗生素,导致毒性更大而功效更低,且延长住院时间和增加医疗费用[34],被认为是对公共健康的威胁。此外,随着碳青霉烯酶的产生,对其他抗生素家族产生耐药性的基因也被表达,如甘氨酰环素(替加环素)、氟喹诺酮类或氨基糖苷类。实际上,最近有一些关于细菌对最后一种可选择的抗生素(如多黏菌素)产生耐药性的报道,由于没有可替代的抗生素供选择,这类感染几乎不可能被治愈[35]。

丝氨酸型碳青霉烯酶如GES、KPC、SME或IMI能够水解所有青霉素、头孢菌素、氨曲南和碳青霉烯类[35,36]。金属碳青霉烯酶(如VIM、IMP和NDM)不水解氨曲南,因此它们在抗菌谱中显示为敏感,然而这种敏感性与单酰胺抗生素治疗此类酶引起的感染的疗效没有临床相关性[34]。可通过使用苯硼酸和EDTA测试来区分两种酶,由于EDTA是一种螯合金属,故而能够将含有锌的金属碳青霉烯酶失活,苯硼酸可以使丝氨酸型碳青霉烯酶失活,从而可对它们进行充分鉴别[37]。

最佳抗生素治疗方案尚无明确定义,对于体外敏感的抗生素,选择联合用药或者单药治疗,几项研究之间存在差异。目前清楚的是,治疗的主要手段是使用多黏菌素,这类抗生素是在20世纪60年代合成的,无论是多黏菌素B还是多黏菌素E(黏菌素),由于它们的高肾毒性,几十年来并未使用。然而,由于碳青霉烯酶的出现,不得不重新将它回归视野。多数评估药物治疗效果的研究都是回顾性的,或者研究对象局限于某种特定感染和病例数过少,或使用不同剂量的药物。目前已被评估的抗生素有替加环素、口服或静脉磷霉素、氟喹诺酮类、大剂量和长期输注的碳青霉烯类,或碳青霉烯类和氨基糖苷类联合。关于哪种用药方案更好,证据存在较大差异,首选在药敏试验中显示敏感的抗生素。对于美罗培南,有证据表明如果MIC ≤8 mcg/mL,就有可能实现协同作用,尤其是与黏菌素的协同作用,尽管事实上对于肠杆菌科细菌来说,MIC>4 mcg/mL被认为是耐药的[37-39]。

从实验角度来看,通过Monte Carlo模拟分析表明,按2g/8 h(输注时间控制在3 h内)的剂量给予美罗培南,则能使PK/PD达标即MIC百分之百为4~8 μg/mL[40,41]。然而,当临床研究对碳青霉烯类单药治疗的MIC进行评估时,MIC<4 μg/mL的有效率为69%,而MIC>8 μg/mL的有效率仅为29%[42]。联合应用碳青霉烯类抗生素的临床效果更好,可能是由于作用于细菌壁水平β-内酰胺酶和其他具有不同靶点的药物的协同作用，然而因为这些不是随机对照研究，因此对结果的解释是有限的。支持联合治疗的 4 项最相关的研究总结如下：

在 Daikos 等的一项观察性研究中，评估了 2 家医院共 205 名 KPC 或 VIM 产生的肺炎克雷伯菌引起的菌血症患者。其中 103 例患者接受了联合治疗，72 例接受单药治疗，12 例抗生素耐药，18 例患者因入院后 48h 内死亡而未接受评估，总体死亡率为 40%，单药治疗组死亡率最高(44.4%)，联合用药组死亡率最低(19.3%)。本研究的一个重要发现是碳青霉烯类药物 MIC≤8μg/mL 的患者死亡率为 19.3%，而 MIC 较高的患者死亡率为 35.5 %，差异具有统计学意义。作者阐明了黏菌素在剂量上存在差异。在研究的时间范围内，初始给予抗生素负荷剂量并不常见，但已被证明可以提高药物活性，因为黏菌素是一种前药，在体内有较长时间激活其代谢物并达到稳态下的有效血药浓度[43]。

Tumbarello 等人在意大利发表了一项多中心回顾性队列研究(共 3 家医院)，研究对象为 125 名因产 KPC 肺炎克雷伯菌而致菌血症的患者，主要是评估首次培养阳性后的 30 天全因死亡率，总体死亡率为 41.6%，单药治疗组与联合治疗组的死亡率分别为 54.3% 和 34.1%，其中黏菌素与替加环素和美罗培南联合治疗更有效，死亡率为 16.6%[44]。

Zarkotou 等人的一项前瞻性观察研究评估了 53 例产 KPC 肺炎克雷伯菌菌血症患者的死亡率和抗生素的疗效。与感染相关的死亡率为 34%，20 例患者接受联合治疗，死亡率为 0，其中 9 例患者最常用的联合治疗为黏菌素加替加环素；接受单药治疗的患者死亡率为 53%。作者表明，找出导致菌血症的感染源并给予对因治疗至关重要，因为在无法找出感染源的患者中出现了最坏的结果[45]。

Qureshi 等人还对美国 2 家医院的 41 名由产 KPC 的肺炎克雷伯菌引起的菌血症患者进行了回顾性研究。总体死亡率为 39%，联合治疗死亡率降至 13.3%，而单药治疗患者的死亡率为 57.8%[46]。

最近，Falagas 等对 20 项非随机对照研究的系统评价中共有 692 名患者，其中大多数感染了肺炎克雷伯菌。最常见的感染源依次是血流感染、肺炎和尿路感染，研究人员发现研究之间存在高度异质性，并认识到这些研究结果的局限性，因此并未进行荟萃分析。值得注意的是，在联合治疗的患者中，庆大霉素联合替加环素的死亡率为 50%，黏菌素联合替加环素的死亡率为 64%，碳青霉烯联合黏菌素的死亡率为 67%；然而在接受单药治疗的患者中，使用黏菌素的死亡率为 57%，使用替加环素的死亡率为 80%。同时,仅在菌血症危重患者的研究中才体现出联合治疗的优势。在回顾耐药机制和微生物类型时,很明显各个患者体内细菌的碳青霉烯酶种类不尽相同。然而多数研究招募的患者不到 50 例。作者得出的结论是,在肺炎克雷伯菌菌血症的危重患者中,建议使用联合治疗。如果 MIC 低于 4 μg/mL,使用碳青霉烯类抗生素可能是有用的,但是研究表明大多数患者联合用药时,优势只出现在一些 MIC 非常低的患者中[47]。

最后,一项回顾性研究评估了 134 例肺炎克雷伯菌菌血症患者对碳青霉烯类抗生素耐药的联合治疗,这些患者的入选标准是美罗培南或亚胺培南的 MIC≥4μg/mL,并且在大多数研究使用黏菌素的情况下大都使用的是多黏菌素 B。它们并没有限制包含耐药基因,只是限制了抗菌谱。使用最多的抗生素为多黏菌素 B(56%)、替加环素(60%)和氨基糖苷类(31%)。总之,他们并没有发现联合治疗或单药治疗之间的任何差异,尤其是当碳青霉烯类药物 MIC>4 μg/mL 时[48]。

关于多黏菌素的使用,重要的是要考虑到这 2 种可用分子在其 PK / PD 参数上具有不同的特征曲线,尤其是黏菌素可能有一个值得注意的特殊的剂量困惑。黏菌素是作为一种叫作黏菌素钠(CMS)的前药给药的,这种前药可以缓慢而不完全地转化为黏菌素。从 mg 到 U 的单位转换必须根据 CMS 进行,如下所示:30 mg CMS= 1 000 000 U 而不是 1 000 000 U 中 80mg 黏菌素前体药物的浓度。在肾小球滤过率正常的患者中转换率更低,并且药物很容易以更快的速度在尿液中流失,这就是为什么最初必须以负荷剂量给药的原因(尤其是有高滤过率的危重患者)。黏菌素的剂量必须根据肾小球滤过率进行调整,而多黏菌素 B 并不需要进行这种调整[49]。

(四)非发酵革兰氏阴性杆菌的耐药机制

最常见的分离非发酵革兰阴性菌为铜绿假单胞菌和鲍曼不动杆菌。这两者的细菌壁都极不透水,因而对大量抗生素产生天然耐药。此外,它们还有广泛的耐药机制,促使它们成为泛耐药菌株。鲍曼不动杆菌对第 1 代、第 2 代和第 3 代头孢菌素、青霉素、氨曲南、厄他培南、甲氧苄啶、氯霉素和磷霉素具有天然耐药性;铜绿假单胞菌对氨苄西林、阿莫西林、第 1 代和第 2 代头孢菌素、头孢曲松、厄他培南、替加环素、甲氧苄啶和氯霉素具有天然耐药性。这些细菌可致大量院内感染,如中心静脉导管相关菌血症、呼吸机相关肺炎、腹内感染(IAI)、术后脑膜炎和尿路感染(UTI)。两者都有在设备表面(如中心静脉导管或导尿管)以及重症监护室的装备表面形成生物膜的能力,因此通过清洁和消毒根除生物膜是一项艰巨的任务。除此之外,如果这些设备没有足够的维护,细菌可能会在潮湿环境(如水槽或电脑键盘)中持续存在。碳青霉烯类在许多情况下被认为是一线抗生素,但目前全球对这类抗生素的耐药性正逐步增加。

鲍曼不动杆菌对碳青霉烯类的耐药性在21世纪持续增加,在韩国高达56%,在美国某些地区高达62%[50]。铜绿假单胞菌的耐药性目前已经超过60%,尤其是在拉丁美洲和亚洲[51,52]。

解释这种耐药性的耐药机制有碳青霉烯酶的产生、外排泵的激活、孔蛋白的下调以及PBPs的修饰。其中,最常见和对流行病学影响最大的是碳青霉烯酶的产生,因为碳青霉烯酶存在于质粒中,易于在细菌之间传播,并且对其他家族的抗生素也存在耐药机制,可导致多重耐药[53]。不动杆菌属中碳青霉烯酶最常见的是Ambler's D类,称为OXA氏,其中以OXA-23、OXA-40和OXA-48为主。在铜绿假单胞菌中,金属碳青霉烯酶被认为是最常见的(VIM、IMP),但每天都有更多产生丝氨酸型碳青霉烯酶的菌株在世界范围内被分离出来,如KPC。在铜绿假单胞菌的其他耐药机制中,OprD孔蛋白通道的缺乏导致其对亚胺培南耐药,而对其他碳青霉烯类耐药程度较低;外排泵(如MexAB-OprM)的表达是一种多重耐药机制,因为它们不仅对所有β-内酰胺类抗生素耐药,而且对其他抗生素家族也可产生耐药性,这是由于外排泵不仅可以排出某种特定抗菌药物,甚至能将任何种类的抗菌药物排出[54]。

鲍曼不动杆菌产生一种诱导型AmpC头孢菌素酶,称为鲍曼不动杆菌衍生头孢菌素酶(ADC),对头孢吡肟具有耐药性[56]。还有一些菌株可同时产生ESBL酶。至于碳青霉烯类,主要的耐药机制是碳青霉烯酶的产生,尤其是OXA型。现在已经确定了5个组,即OXA-23(全球范围内分布最广)、OXA-40、OXA-58、OXA-143和OXA-235[57]。另一种类型的碳青霉烯酶,如NDM金属碳青霉烯酶,或A类碳青霉烯酶如KPC,目前被发现的频率较低,这种微生物似乎尚未构成公共卫生问题。鲍曼不动杆菌的其中一个耐药机制是由于ISAba1的插入序列,该序列可促进其他相邻基因的表达,从而导致其他多种耐药机制的过度暴露。另一种耐药机制是RND家族的外排泵AdeABC,这使其对β-内酰胺类、氯霉素大环内酯类、四环素类、替加环素类和氨基糖苷类都产生耐药性[58]。就其细胞壁不渗透的能力而言,不动杆菌表达的一种孔蛋白型OmpAab,可影响所有β-内酰胺类。此外,其对多黏菌素耐药则是通过激活 PmrA 和 PmrB 调节系统介导的,这与此类抗生素的活性位点脂多糖(LPS)表达减少有关。然而,有假说认为这种机制会降低毒力从而使其传播非常缓慢[59]。

鲍曼不动杆菌的治疗方案有碳青霉烯类、舒巴坦、氨基糖苷类、替加环素、利福平和多黏菌素。替加环素是针对腹腔或皮肤软组织内耐碳青霉烯类菌株感染的一种选择,它的耐药性是由 Tet (A–E)和 Tet (K)的外排泵的表达或核糖体保护 Tet (O)或 Tet (M)介导的。与耐碳青霉烯类肠杆菌科细菌不同的是,在这种微生物中很少使用联合治疗,因为使用替加环素单药治疗,特别是在患有上述感染的患者中,似乎是一种有效的替代方法。使用这种药物后菌血症患者的死亡率(在一项研究中为 56%)增加,可能是因为其血药浓度较低[60]。

其他使用的抗生素是舒巴坦。尽管它是一种与 β–内酰胺酶结合的自我灭活抑制剂,在鲍曼不动杆菌中,由于其对 PBPs 的亲和力,目前已证明它能发挥直接的杀菌作用,但需要使用较高的剂量(平均 9 g/d),这意味着使用最常见的组合舒巴坦+氨苄西林给药剂量为 27 g/d,因为舒巴坦并无单独制剂[61]。

对铜绿假单胞菌最有效的抗生素是哌拉西林–他唑巴坦、头孢吡肟和碳青霉烯类(除厄他培南)。近 15 年来,碳青霉烯类抗生素的耐药性持续增加,原因与金属碳青霉烯酶有关,其可导致 52% 的死亡率,然而没有这种耐药机制的菌株导致的死亡率为 32%[61]。其中最重要的碳青霉烯酶是 Verona 整合子编码的金属 β–内酰胺酶(VIM)、亚胺培南酶(IMP)、圣保罗金属 β–内酰胺酶(SPM)、德国亚胺培南酶(GIM)和新德里金属 β–内酰胺酶(NDM),它们可以通过质粒编码或存在于染色体中,并可以很容易地传播到其他菌种,因而能够产生流行病[55]。这种类型的耐药具有重要的相关性,因为在中国或伊朗等国家,超过 30% 的分离株产生这种类型的酶,其他国家的患病率如下:希腊为 50%,西班牙为 21%,美国的一些地区为 20%,巴西为 37%,哥伦比亚为 17%[52]。如前所述,另一个多重耐药的机制是外排泵的表达,主要是对碳青霉烯类抗生素产生高水平耐药的 MexAB–OprM 或是对这些抗生素产生耐药性的能力较弱的 MexEF–OprN,从而导致敏感性降低[60]。耐碳青霉烯类铜绿假单胞菌的治疗方案很少,可以总结为多黏菌素与多利培南或美罗培南联合使用,如果对阿米卡星或环丙沙星敏感,则在严重感染时可联合使用。最近证据表明,磷霉素具有内在的耐药性,这可能是由于细胞壁肽聚糖循环受阻所致[62],然而在 EUCAST 或 CLSI 中并没有这种微生物的易感性截断点。如果取肠杆菌科的临界点（≤32 μg/mL），有研究显示，其检出率高达 90%，或低至 30%[63]。有证据表明，静脉使用磷霉素联合多利培南（MIC≤4 μg/mL）对治疗多重耐药假单胞菌引起的肺炎有效，其中 8 名患者中有 6 名因消除微生物感染而治愈并存活[64,67]。在多重耐药肠杆菌科及铜绿假单胞菌感染中，磷霉素最常用的剂量是 8g/d，但在危重患者中，则可能需要负荷剂量来改善药效[66]。

三、预防耐药性

抗生素耐药是一种流行病，给临床治疗带来巨大困难，并可引发疫情，导致发病率和死亡率上升，增加医疗服务成本。当务之急是采取措施遏制耐药性的增加，因为未来几乎没有可用的治疗替代品，如应用新型抗生素头孢他啶-阿维巴坦和头孢噻嗪-他唑巴坦治疗革兰氏阴性杆菌，目前已经在使用这类新型抗生素的地方分离出了耐药菌株[65]。下面总结了一些预防措施遏制耐药性，最初是应用于预防革兰氏阴性杆菌感染，但也同样适用于 MRSA 和 VRE。

多个科学学会如 APIC（感染控制和流行病学专业人士协会）、IDSA（美国传染病学会）、SHEA（美国卫生保健流行病学学会）、CDC（疾病控制中心）和 ESCMID（欧洲临床微生物学和传染病学会）等，制定了控制耐碳青霉烯酶的革兰氏阴性肠杆菌、非发酵革兰氏阴性杆菌和耐万古霉素的粪肠球菌的传播指南。所有指南中都包含以下基本要点。

（一）活跃的耐药性监测

主动监测有重要临床意义的微生物耐药情况，如金黄色葡萄球菌对苯甲异噁唑青霉素的耐药性，粪肠杆菌对万古霉素的耐药性，肠杆菌科中 ESBL 的存在，肠杆菌科和非发酵革兰氏阴性杆菌（铜绿假单胞菌和鲍曼不动杆菌）对碳青霉烯类的耐药性。可针对上述任何一种耐药机制异常采取控制措施[68]。

（二）世界卫生组织多模式洗手策略

医院必须在流行病学监测和定期可检验的机构的监督下，执行多模式洗手策略。这项建议的依据是，有研究证明，高达 100% 的卫生工作者手上有革兰氏阴性杆菌高度定植，可作为医院内传播的媒介[71]。根据世界卫生组织网站（http://www.who.int/gpsc/5may/tools/workplace_reminders/en/）的图 7.1 和图 7.2 解释的五个时刻，手卫生是避免多重耐药微生物传播的基本策略。

如何洗手？

明显污染的情况下要洗手！也可使用免洗手凝胶。

洗手时间（步骤2~7）：15~20s。

整个过程持续时间：40~60s。

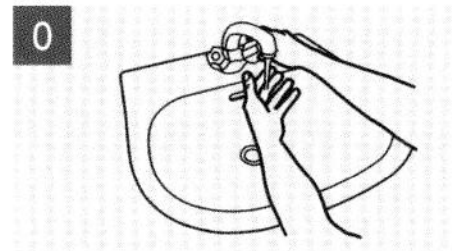

用水打湿双手。

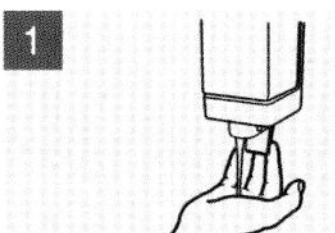

用足够的肥皂覆盖双手表面。

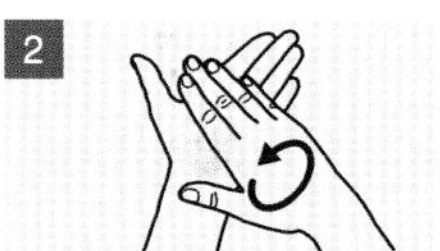

手掌对手掌搓揉。

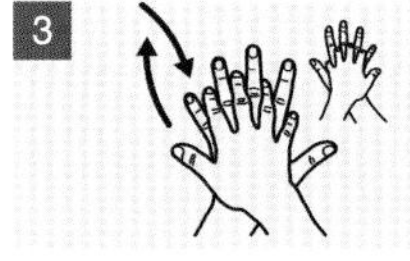

右手掌在左手背，手指交错。反之亦然。

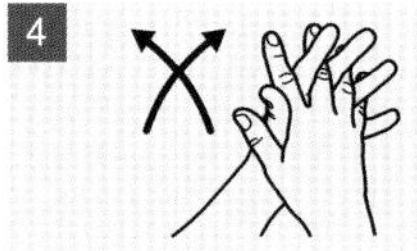

手掌对手掌，手指交错。

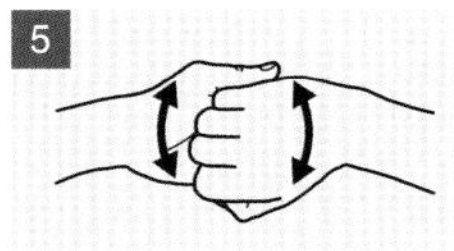

指背对掌，手指互锁。

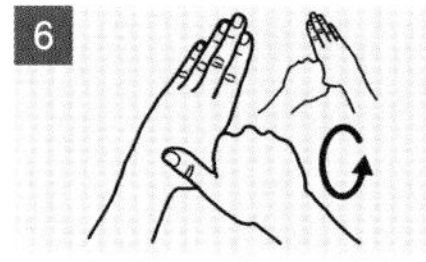

左手拇指在右手掌上旋转摩擦。反之亦然。

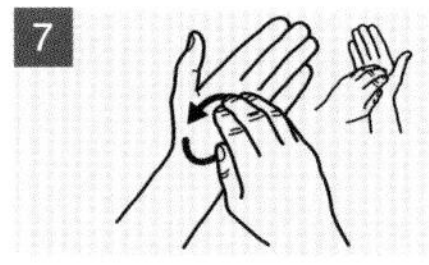

用右手紧握的手指在左手掌上前后旋转摩擦。反之亦然。

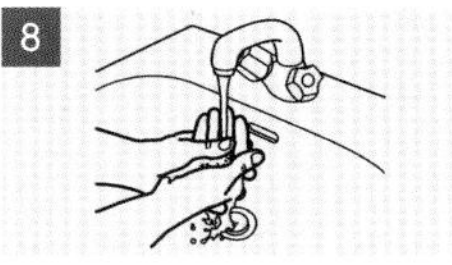

用清水冲洗双手。

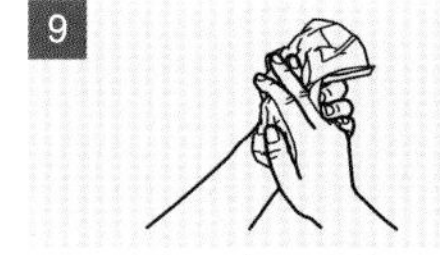

用一次性毛巾彻底擦干双手。

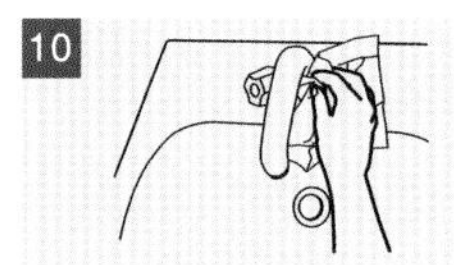

用毛巾关闭水龙头。

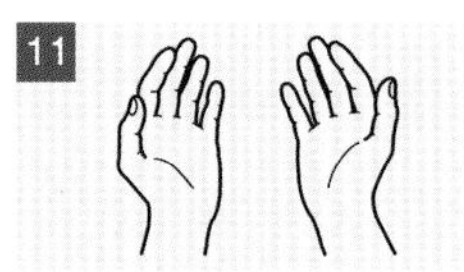

你的手现在安全了。

图 7.1　洗手技术

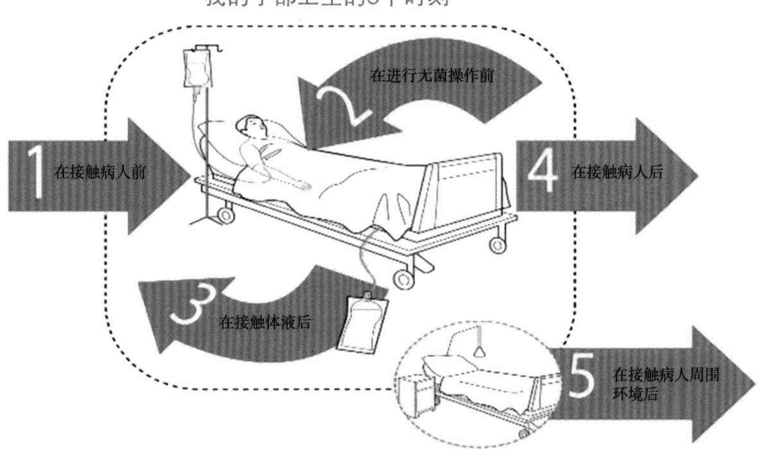

图 7.2　洗手时刻

（三）隔离措施（接触预防措施）

所有感染多重耐药菌的患者必须采取隔离措施，以避免这种耐药性的传播。此外，建议建立患者群体，也就是说如果患者有相同的微生物，可将他们分组在同一间病房，以便管理和隔离。一般建议至少保持6个月的隔离，这意味着如果患者离开医院，后来无论因为任何原因进入任何医疗机构，作为预防措施都应在这段时间内对其进行隔离[69,70]。

（四）终端清洁消毒

已有证据表明，临床上某些细菌可以在表面定植数天或数月，如VRE（万古霉素耐药肠球菌）、艰难梭菌、铜绿假单胞菌、鲍曼不动杆菌或MRSA（耐甲氧西林金黄色葡萄球菌）[72]。由于医护人员很容易接触到患者周围的表面，如病床、栏杆、门、呼吸机按钮、水槽水龙头或计算机键盘等，因此细菌很容易聚集在手、听诊器、温度计、钟表等部位[73]。虽然就如何保持最佳医疗环境卫生方面尚未达成共识，但流行病学研究调查显示对医院环境的日常清洁是有用的，可避免成为传播多重耐药细菌的来源[74]。

（五）洗必泰沐浴

每日给予危重病患者洗必泰沐浴对减少医院获得性感染（特别是MRSA、EVR来源）有重要影响。一项在美国6个ICU共727名骨髓移植患者中进行的多中心非盲随机研究，评估了在6个月内使用2%洗必泰洗浴的影响，随后在另外6个月内评估了未使用该产品的常规洗浴的影响。研究人员发现，随着阴性凝固酶葡萄球菌和念珠菌的减少，与导管相关的菌血症减少了28%[75]。在一项前瞻性研究中，另一组显示金黄色葡萄球菌的传播减少了20.68%，使用洗必泰时减少了0.125%[76]。最近发表的一项非盲研究显示，在美国的5个重症监护病房共9340名患者中，与常规洗浴相比，对每天一次2%洗必泰沐浴的疗效进行了评估（4488名患者沐浴期间使用洗必泰，4852名患者沐浴期间未使用），研究持续了10周。主要结果是评价2组患者血管内导管相关菌血症、导管相关尿路感染、呼吸机相关肺炎和艰难梭菌引起的感染情况，而该研究结果表明2组在感染人数上并无显著差异。但是，重要的是要考虑到迄今为止最大的研究是Climo等人随访24周的研究[75]。同时，第1项研究包括筛查MRSA和免疫低下的骨髓移植患者，而后者没有这样做。值得注意的是，并未对使用洗必泰沐浴方案的依从性进行评估[77]。总之,对重症监护病房的所有患者常规使用洗必泰沐浴,可作为减少耐药菌(如 MRSA 或 VRE)定植的额外措施。然而,这只是预防感染的一系列干预措施中的一项补充措施,目前尚无强有力的证据表明洗必泰沐浴可避免耐药性的增加,而且在推荐浓度下皮肤对药物的耐受性似乎是足够的。

(六)口服和胃肠选择性去污

选择性去污意味着服用消化道吸收不良的抗生素,目的是减少病原体微生物定植的可能性,从而延缓在患者中的院内感染(主要用于预防呼吸机相关肺炎),降低了多重耐药微生物在医院环境中传播的可能性。所使用的策略包括:口服选择性去污、通过 Foley 导管给予口服不可吸收抗生素进行胃肠道选择性去污或在上述基础上加用胃肠外抗生素。荷兰的一项随机研究是在 12 个月内对 16 名 ICU 患者进行口服选择性去污染,选择的抗生素为黏菌素、妥布霉素和双性霉素 B,均为 2%或相同的组合,通过鼻胃管和静脉注射头孢噻肟或头孢曲松治疗前 4 天。主要结果是通过直肠和呼吸道筛查多重耐药微生物,次要结局是 28 天死亡率、血液中是否存在感染以及 ICU 住院时间。该研究发现耐药性有轻微增加,尤其是对氨基糖苷类,接受胃肠净化的患者每月增加 7%,而只接受口服净化的患者每月增加 4%。在呼吸样本中,耐药性没有变化[78]。因此,作者推荐使用这种策略,然而要考虑到该研究是在一些基础耐药性非常低的 ICU 中进行的,这肯定低于世界上其他地区的数据,比如拉丁美洲,那里仅有 7%的肠杆菌产 ESBL,不到 3%的肠杆菌对碳青霉烯类具有耐药性,这比哥伦比亚公布的数据要低得多[79]。

例如,最近的报告是由哥伦比亚波哥大(GREBO)5 个城市和 1 个部门的抗生素耐药性控制组网络发布的,其 ESBL 率约为 20%,肺炎克雷伯菌中碳青霉酶的 ESBL 率与之相似(www. grebo. org/documentos/boletin_grebo_2015. pdf)。而其他拉丁美洲的研究发现,ESBL 率为 30. 5%[79]。因此,这些类型的策略会恶化我们所面临的关键的耐药性情况。最近出现的新研究也表明了这一点。例如,Halaby 等人的一项研究表明,在定植菌群中对黏菌素和妥布霉素的耐药性增加,但也发现产超广谱 β-内酰胺酶微生物引起的菌血症的病例增加,这支持了对扩大使用这类措施的关注,特别是在耐药率高的国家,黏菌素是必须保留的最后的一种药物[80]。

(七)抗生素管理或抗生素管理

抗生素使用不足是目前多重耐药菌感染大流行的主要原因,抗生素的管理是能够证明其有效性的措施之一。传染病专科医生的参与是支持这类项目的基础,该项目已能够降低与感染相关的发病率和死亡率,减少与抗生素相关的不良事件,如艰难梭菌感染的细菌耐药性和再入院率明显减少[81-84]。

总结抗生素管理的主要策略[84,85]:

(1)避免在不合理的临床情况下使用抗生素。例如,无症状的细菌尿,除非在泌尿道进行外科手术,或在肾移植的第1个月,或使用这些药物治疗上呼吸道病毒感染。

(2)选择正确剂量的抗生素。例如,避免在社区感染中使用碳青霉烯类抗生素,在社区发病的尿路感染中尽可能避免使用氟喹诺酮类药物,在皮肤感染中不要常规使用万古霉素。在这一点上,使用机构或国家的抗生素应用指南很有帮助。

(3)评估抗生素覆盖的菌群。例如,尿培养显示革兰氏阴性菌的尿路感染,不适当使用万古霉素或使用克林霉素治疗金黄色葡萄球菌菌血症,而克林霉素在血液感染中的作用非常有限。

(4)减少抗生素治疗时间。目前有足够的证据表明可以减少大量感染的抗菌治疗时间,如社区获得性肺炎(5~7 d)、腹腔内感染(4~7 d)、蜂窝织炎(5~7 d)和V型呼吸机相关肺炎(7 d)[86,87]。

(5)根据培养结果逐步降级为较小范围的治疗。

(6)避免治疗定植菌。治疗导管尖端培养阳性而无外周血培养阳性的情况,只治疗1种血培养阳性棒状杆菌或凝固酶阴性葡萄球菌,或治疗从慢性溃疡分泌物或结痂直接提取的脓液阳性培养,而不采取无菌措施和充分的清创。

四、总结

抗生素耐药性是一个普遍的问题,需要采取不同的控制策略。正确使用抗生素,采取接触隔离措施,坚持多模式洗手策略,以及严格进行表面清洁和消毒,可以在医院层面遏制耐药性。需要制定国家和国际规划,以便设计抗生素管理策略、合理使用抗生素的指南、世卫组织的多模式洗手策略,以及监测多重耐药菌定植等。

参考文献

[1] Paulson JA, Zaoutis TE. Nontherapeutic use of antimicrobials agents in animal agriculture: implications for pediatrics. Council on environmental health committee. Pediatrics. 2015;136(6):e1670-7.

[2] Bonomo RA, Szabo D. Mechanisms of multidrug resistance in acinetobacter species and Pseudomonas aeruginosa. Clin Infect Dis. 2006;1(43):S49-56.

[3] Xu H, Zhou Y, Zhai X, et al. Emergence and characterization of tigecycline resistance in multidrug-resistant Klebsiella pneumoniae isolates from blood samples of patients in intensive care units in northern China. J Med Microbiol. 2016;65(8):751-9.

[4] Villegas MV, Pallares CJ, Escandón-Vargas K, et al. Characterization and clinical impact of bloodstream infection caused by Carbapenemase-producing Enterobacteriaceae in seven latin American countries. PLoS One. 2016; 11(4):e0154092.

[5] Nordmann P, Cuzon G, Naas T. The real threat of Klebsiella pneumoniae carbapenemase-producing bacteria. Lancet Infect Dis. 2009;9(4):228-36.

[6] Nordmann P. Carbapenemase-producing Enterobacteriaceae: overview of a major public health challenge. Med Mal Infect. 2014;44(2):51-6.

[7] Antimicrobial resistance: global report on surveillance 2014. http://www.who.int/ugresistance/documents/surveillancereport/en/.

[8] IDSA Antimicrobial resistance action center. http://cqrcengage.com/idsociety/antimicrobial_resistance.

[9] Boucher HW, Talbot GH, Bradley JS, et al. Bad bugs, no drugs: no ESKAPE! An update of the infectious diseases society of America. Clin Infect Dis. 2009;48(1):1-12.

[10] Pendlenton JN, Groman SP, Gilmore BF. Clinical relevance of the ESKAPE pathogens. Expert Rev Antiinfect Ther. 2013;1(3):297-308.

[11] Lacey RW. Genetic bases, epidemiology and future significance of antibiotic resistance in Staphylococcus aureus: a review. J Clin Pathol. 1973;26(12):899-913.

[12] Shore AC, Coleman DC. Staphylococcal cassette chromosome mec: recent advances and new nsights. Int J Med Microbiol. 2013;303(6-7):350-9.

[13] Chambers HF, Deleo FR. Waves of resistance: Staphylococcus aureus in the antibiotic era. NatRev Microbiol. 2009;7:620-41.

[14] Gardete S, Tomasz A. Mechanisms of vancomycin resistance in Staphylococcus

aureus. J Clin Invest. 2014;124(7):2836-40.

[15] Tran TT, Munita JM, Arias CA. Mechanisms of drug resistance: daptomycin resistance. Ann NY Acad Sci. 2015;1354:32-53.

[16] Patel JB, Levitt LA, Hageman J, et al. An association between reduced susceptibility to daptomycin and reduced susceptibility to vancomycin in Staphylococcus aureus. Clin Infect Dis. 2006;42(11):1652-3.

[17] Meka VG, Pillai SK, Sakoulas G, et al. Linezolid resistance in sequential Staphylococcus aureus isolates associated with a T2500A mutation in the 23S rRNA gene and loss of a single copy of rRNA. J Infect Dis. 2004;190:311-7.

[18] Rubinstein E, Keynan Y. Vancomycin resistant Enterococci. Crit Care Med. 2013;29(4):841-52.

[19] Mederski-Samoraj BD, Murray BE. High-level resistance to gentamicin in clinical isolates of enterococci. J Infect Dis. 1983;147:751-7.

[20] Gabalda J, Len O, Miro JM, et al. Brief communication: treatment of Enterococcus faecalis endocarditis with ampicillin plus ceftriaxone. Ann Intern Med. 2007;146:574-9.

[21] Fernandez L, Hancock R. Adaptive and mutational resistance: role of porins and efflux pumps in drug resistance. Clin Microbiol Rev. 2012;25(4):661-81.

[22] Lautenbach E, Strom BL, Bilker WB, et al. Epidemiological investigation of fluoroquinolones resistance in infections due to extended-spectrum beta lactamase-producing Escherichia coli and Klebsiella pneumoniae. Clin Infect Dis. 2001;33(8):1288-94.

[23] Pitout JD, Laupland KB. Extended-spectrum beta-lactamase-producing Enterobacteriaceae: an emerging public-health concern. Lancet Infect Dis. 2008;8(3):159-66.

[24] Navarro F, Calvo J, Cantón R, et al. Detection of resistance phenotypes ingram-negative bacteria. Enferm Infecc Microbiol Clin. 2011;29(7):524-34.

[25] Leal AL, Cortes JA, Arias G, et al. Emergence of resistance to third generation cephalosporins by Enterobacteriaceae causing community-onset urinarytract infection in hospitals in Colombia. Enferm Infecc Microbiol Clin. 2013;31(5):298-303.

[26] Paterson DL,Bonomo RA. Extended-spectrum beta-lactamases: a clinical update. Clin Microbiol Rev. 2005;18(4):657-86.

[27] Thomson KS. Extended-spectrum beta-lactamases,AmpC and Carbapenemase issues. J Clin Microbiol. 2010;48(4):1019-25.

[28] James CE,Mahendran KR,Molitor A,et al. How betalactam antibiotics enter bacteria: a dialogue with the porins. PLoS One. 2009;4(5):e5453.

[29] Harris PN,Tambyah PA,Paterson DL. Beta-lactam and beta-lactamase inhibitor combinations in the treatment of extended-spectrum beta lactamase producing Enterobacteriaceae: time to a reappraisal in the era of few antibiotic options? Lancet Infect Dis. 2015;15(4):475-85.

[30] Choi SH,Lee JE,Park SJ,et al. Emergence of antibiotic resistance during therapy for infections caused by Enterobacteriaceae producing AmpC beta-lactamase: implications for antibiotic use. Antimicrob Agents Chemother. 2008;52(3): 995-1000.

[31] Negri MC,Baquero F. In vitro selective concentrations of cefepime and ceftazidime for AmpC beta - lactamase hyperproducer Enterobacter cloacae variants. Clin Microbiol Infect. 2009;5(suppl 1):S25-8.

[32] Harris PN,Ferguson JK. Antibiotic therapy for inducible AmpC beta-lactamase producing Gram-negative bacilli: What are the alternatives to carbapenems, quinolones and aminoglycosides? Int J Antimicrob Agents. 2012; 40 (4): 297-305.

[33] Harris PN,Wei JY,Shen AW,Abdile AA,et al. Carbapenems vs alternative antibiotics for the treatment of bloodstream infections caused by Enterobacter, Citrobacter or Serratia species: a systematic review and meta-analysis. J Antimicrob Chemother. 2016;71(2):296-306.

[34] Queenan AM,Bush K. Carbapenemase: the versatile beta-lactamases. Clin Microbiol Rev. 2007;20(3):440-58.

[35] Falagas ME,Bliziotis IA. Pandrug-resistant gram-negative bacteria: the dawn of the postantibioticera? Int J Antimicrobiol Agents. 2007;29(6):630-6.

[36] Walther-Rasmussen J,Høiby N. Class A Carbapenemases. J Antimicrob Che-

mother. 2007;60:470-82.

[37] Nordmann P, Poirel L. Strategies for identification of carbapenemase-producing Enterobacteriaceae. J Antimicrob Chemother. 2013;68(3):487-49.

[38] Tzouvelekis LS, Markogiannakis A, Psichogiou M, et al. Carbapenemases in Klebsiella pneumoniae and other Enterobacteriaceae: an evolving crisis of global dimensions. Clin Microbiol Rev. 2012;25(4):682-707.

[39] Levy Hara G, Gould I, Endimiani A, et al. Detection, treatment and prevention of carbapenemase-producing Enterobacteriaceae: recommendations from an international working group. J Chemother. 2013;25(3):129-40.

[40] Roberts JA, Kirkpatrick CM, Roberts MS, et al. Meropenem. J Antimicrob Chemother. 2009;64(1):142-50.

[41] Kuti JL, Dandekar PK, Nightingale CH, et al. Use of Monte Carlo simulation to design an optimized pharmacodynamic dosing strategy for meropenem. J Clin Pharmacol. 2003;43:1116-23.

[42] Daikos GL, Markogiannakis A. Carbapenemase-producing Klebsiella pneumoniae (when) might we still consider treating with carbapenems. Clin Microbiol Infect. 2011;17(8):1135-41.

[43] Daikos GL, Tsaousi S, Tzouvelekis LS, et al. Carbapenemase-producing Klebsiella pneumoniae bloodstream infections: lowering mortality by antibiotic combination schemes and the role of carbapenems. Antimicrob Agents Chemother. 2014;58(4):2322-8.

[44] Tumbarello M, Viale P, Visconti C, et al. Predictors of mortality in bloodstream infections caused by carbapenemase-producing Klebsiella pneumoniae: importance of combination therapy. Clin Infec Dis. 2012;55(7):943-50.

[45] Zarkotou O, Pournaras S, Tselioti P, et al. Predictors of mortality in patients with bloodstream infections by KPC-producing Klebsiella pneumoniae and impact of appropriate antimicrobial treatment. Clin Microbiol Infect. 2011; 17(12): 1798-803.

[46] Qureshi ZA, Paterson DL, Potoski BA, et al. Antimicrobial outcome of bacteremia due to KPC-producing Klebsiella pneumoniae: superiority of combination antimicrobial regimens. Antimicrob Agents Chemotherap. 2012; 56(4):

2108-13.

[47] Falagas ME, Lourida P, Poulikakos P, et al. Antimicrobial treatment for infections due to carbapenem-resistant Enterobacteriaceae: systematic evaluation of available evidence. Antimicrob Agentes Chemother. 2014;58(2):654-63.

[48] Gomez-Simmonds A, Nelson B, Eiras DP, et al. Combinations regimes for treatment of carbapenem-resistant Klebseilla pneumoniae Bloodstream infections. Antimicrob Agents Chemother. 2016;60(6):3601-7.

[49] Bergen P, Landersdorfer CB, Zhang J, et al. Pharmacokinetics and pharmacodynamics of old polymyxins: what is new? Diag Microbiol Infect Dis. 2012;74(3):213-23.

[50] Morrill H, Pogue J, Kaye K, et al. Treatment options for carbapenem-resistant Enterobacteriaceae infections. Open Forum Infect Dis. 2015;2(2):1-15.

[51] Kim YJ, Kim SI, Hong KW, et al. Risk factors of mortality in patients with carbapenem-resistant Acinetobacter baumannii bacteremia: impact of appropriate antimicrobial therapy. Jorean Med Sci. 2012;27(5):471-5.

[52] Denys GA, Callister SM, Dowzicky MJ, et al. Antimicrobial susceptibility among gram-negatives isolates collected in the USA between 2005 and 2011 as part of the Tigecycline Evaluation and Surveillance trial (T. E. S. T). Ann Clin Microbiol Antimicrob. 2013;5(12):24.

[53] Hong DJ, Bae IK, Jang IH, et al. Epidemiology and characteristics of metallo-beta-lactamase-producing Pseudomonas aeruginosa. Infect Chemother. 2015;47(2):81-97.

[54] Gniadek TJ, Carroll KC, Simner PJ, et al. Carbapenem-resistant non-glucose fermenting Gram-negatives bacilli: the missing piece to the puzzle. J Clin Microbiol. 2016;54(7):1700-10.

[55] Lister P, Wolter D, Hanson N. Antibacterial- resistant Pseudomonas aeruginosa: clinical Impact and Complex regulation of chromosomally encoded resistance mechanisms. Clin Microbiol Rev. 2009;4:582-610.

[56] Bou G, Martine-Beltran J. Cloning, nucleotide sequencing, and analysis of the gene encoding an AmpC beta-lactamase in Acinetobacter baumannii. Antimicrob Agents Chemother. 2000;44(2):428-32.

[57] Higgins PG, Perez-Llarena FJ, Zander E, et al. OXA-235, a novel class Dbeta-lactamase involved in resistance to carbapenems in Acinetobacter baumannii. Antimicrob Agents Chemother. 2013;57(5):2121-6.

[58] Rajamohan G, Srinivasan VB, Gebreyes WA. Novel role of Acinetobacter baumannii RND efflux transporters in mediating decreased susceptibility to biocides. J Antimicrob Chemother. 010;65(2):228-32.

[59] Lopez-Rojas R, Dominguez-Herrera J, McConnell MJ, et al. Impaired virulence and in vivo fitness of colistin - resistant Acinetobacter baumannii. J Infect Dis. 2011;203(4):545-8.

[60] Anthony KB, Fishman NO, Linkin DR, et al. Clinical and microbiological outcomes of serious infections with multidrug-resistant gram-negative organisms treated with tigecycline. ClinInfect Dis. 2008;46:567-70.

[61] Betrosian AP, Frantzeskaki F, Xanthaki A, et al. Efficacy and safety of high-dose ampicillin-sulbactam vs colistin as monotherapy for the treatment of multidrug-resistant Acinetobacter baumannii ventilator-associated pneumonia. J Infect. 2008;56(6):432-6.

[62] Borisova M, Gisin J, Mayer C. Blocking peptidoglycan recycling in Pseudomonas aeruginosa attenuates intrinsic resistance to fosfomycin. Microbe Drug Resist. 2014;20:231-7.

[63] Zavascki AP, Barth AL, Gonçalves AL, et al. The influence of metallo-beta-lactamase production on mortality in nosocomial pseudomonas aeruginosainfections. J Antimicrob Chemother. 2006;58(2):387-92.

[64] Nicolau J, Oliver A, et al. Carbapenemases in Pseudomonas. Enferm Infect Microbiol Clin. 2010;28(Suppl 1):19-28.

[65] Teleb M, Soto-Ruiz E, Domingez DC. The rapid development of ESBL E. coli resistance to ceftolozane-tazobactam in a patient with a liver abscess. The research for an omnipotent antibiotic goes on. Infect Disord Drug Targets. 2016; PMID:27411471.

[66] Falagas ME, Kanellopoulou MD, Kargeorgpoulos DE, et al. Antimicrobial susceptibility of multidrug-resistant Gram-negative bacteria to fosfomycin. Eur J Clin Microbiol Infect Dis. 2008;27(6):439-43.

[67] Apisarnthanarak A, Mundy LM. Use of high-dose 4-hour infusion of doripenem. Clin Infect Dis. 2010;51:1352-4.

[68] U. S. Department of Health & Human Services. Guide to the elimination ofmethicillin - resistant S. aureus (MRSA) transmission in hospital settings. 2nded. Washington, DC: U. S. Department of Health & Human Services; 2010. p. 1-65.

[69] Siegel J, Rhinehart E, Jackson M. Guideline for isolation precautions: preventing transmission of infecting agents in healthcare settings in. 2007. http://www.cdc.gov/ncidod/dhqp/pdf/isolation2007.pdf.

[70] Taconelli E, Cataldo M, Dancer S. ESCMID guidelines for the management of the infection control measures to reduce transmission of multidrug-resistant Gram - negative bacteria in hospitalized patients. Clin Microbiol Infect. 2014;20(Suppl. 1):1-55.

[71] Casewell M, Phillips I. Hands as a route of transmission for Klebsiella species. Br Med J. 1977;2(6098):1315-7.

[72] Lemmen SW, Häfner H, Zolldan D, et al. Distribution of multi-resistant gram-negative vs gram-positive bacteria in the hospital inanimate environment. J Hosp Infect. 2004;56(3):191-7.

[73] Bhalla A, Pulltz NJ, Gries DM, et al. Acquisition of nosocomial pathogenson hands after contact with environmental surfaces near hospitalized patients. Infect Control Hosp Epidemiol. 2004;25(2):164-7.

[74] Dancer SJ. Controlling hospital-acquired infections: focus on the role of theenvironment and new technologies for decontamination. Clin Microbiol Rev. 2014;27(4):665-90.

[75] Climo MW, Yokoe DS, Warren DK, et al. Effect of daily chlorhexidine bathing on hospital acquired infections. N Engl J Med. 2013;368(6):533-42.

[76] Viray MA, Morley JC, Coopersmith CM, et al. Daily bathing th chlorhexidine-based soap and the prevention of Staphylococcus aureus transmission and infection. Infect Control Hosp Epidemiol. 2014;35(3):243-50.

[77] Noto MJ, Domenico HJ, Byrne DW, et al. Chlorhexidine bathing and health care-associated infections: a randomized clinical trial. JAMA. 2015;313

(4):369-78.

[78] Noteboom Y, Ong D, Oostdijk E, et al. Antibiotic-induced within-host resistance development in gram-negative bacteria in patients receiving selective decontamination or standard care. Crit Care Med. 2015;43(12):2582-8.

[79] Curcio DJ, et al. Antibiotic prescription in intensive care units in Latin America. Rev Argent Microbiol. 2011;43(3):203-11.

[80] Halaby T, Al Naiemi N, Kluymans J, et al. Emergence of colistin resistance in Enterobacteriaceae after the introduction of selective digestive tract decontamination in an intensive care unit. Antimic Agents Chemother. 2013;57(7):3224-9.

[81] File T, Srinivasan A, Bartlett J. Antimicrobial stewardship: importance for patient and public health. Clin Infect Dis. 2014;59(S3):S93-S6.

[82] Fridkin SK, Srinivasan A. Implementing a strategy for monitoring inpatientantimicrobial use among hospitals in the United States. Clin Infect Dis. 2014;58(3):401-6.

[83] Goff DA, File TM Jr. The evolving role of antimicrobial stewardship in management of multidrug resistant infections. Infect Dis Clin N Am. 2016;30(2):539-51.

[84] Barlam T, Cosgrove S, Abbo L, et al. Implementing an antibiotic stewardship program: guidelines by the infectious diseases society of America and the society for healthcare epidemiology of America. Clin Infect Dis. 2016; 62 (10): e51-77.

[85] Adler A, Friedman N, Marchaim D. Multidrug-resistant gram-negative bacilli. Infect Dis Clin N Am. 2016;30(4):967-97.

[86] Spelberg B. The new antibiotic mantra: shorter is better. JAMA Intern Med. 2016;176(9):1254-5.

[87] Uranga A, España P, Bilbao A, et al. Duration of antibiotic treatment in community-acquired pneumonia. A multicenter randomized clinical trial. JAMA Intern Med. 2016;176(9):1257-65.

第八章　解读细菌药敏试验：临床实践的工具

Wilfrido Coronell-Rodríguez, Cindy Arteta-Acosta, Carmelo Dueñas-Castell　著

崔玉青　刘景荣　译　陈晓娜　赵颖颖　校

一、介绍

耐药细菌的增加和扩散产生了抗生素的选择压力，它们的滥用和误用是细菌耐药最重要的因素[1,2]。细菌耐药已经是一个广泛的话题，因此必须被充分了解并建立耐药细菌的管理、预防或者避免耐药细菌扩散的指导方针。充分阅读和解释药敏试验结果可以获取有关细菌耐药性的信息，用于流行病学研究、临床病例（用于选择适当的抗生素治疗方案）和合理使用抗生素的政策制定[3]。

临床医生阅读药敏报告不仅仅是简单地识别"S""I"或"R"，药敏试验是合理选择抗生素方案的基础，也是了解有关耐药机制的流行病学数据、建立控制感染的措施和制定抗菌药物使用政策的基础。

对药敏试验结果的解读是识别细菌耐药性的第 1 步。医务人员，如感染科医生、儿科医生、内科医生和重症监护室医生，必须能够读懂药敏结果，以便对患者进行恰当的管理。要知道解释一份药敏试验结果和解读药敏试验结果是有很重要区别的。前者对药敏试验的定性结果进行临床分类，后者通过考虑可能的耐药机制及其表型表达对敏感性试验结果进行表型分析[3]。

从药敏试验结果中获得和提取的信息具有重要的临床和流行病学意义。药敏结果是感染过程中选择适当的抗菌治疗方法的指南，并指出应避免哪些不必要的抗生素，从而减少它们对生态的影响。

在本章中，讨论在医疗保健环境中药敏试验结果的客观性、重要性和如何解读。

二、解读药敏报告的步骤

药敏试验的目的是评价微生物应用不同种类抗生素的情况，并将此结果转化为临床疗效的预测因素。第 1 次细菌药敏试验始于 20 世纪 20 年代[4]，60 年代分布广泛，70 年代解读药敏试验开始被认可并作为选择抗生素的重要工具。随着 80 年代践行药敏试验结果相关指南的确立，它的临床地位得以巩固[3,5]。当时药敏试

验的目标是根据抗菌药物最低抑菌浓度(MICs)进行细菌种群分析,了解其与耐药机制的关系,确定抗生素的药物代谢动力学情况,监测细菌耐药性的发展,指导临床医生选择最佳个体化抗菌治疗方法[3,6-9]。在这些目标确定之后,美国临床和实验室标准协会(CLSI)和欧洲抗菌药物敏感性检测委员会(EUCAST)确定了一些截断值,两者都以抑菌圈范围就像 MICs 一样区分对治疗反应的临床类别[10]。这使得定性和定量结果可以建立[9]。

CLSI 和 EUCAST 以以下方式定义这些临床类别的治疗成功或失败[3]:①敏感,即一种菌株在体外可被一定浓度的抗生素抑制且很大可能会治疗成功。②中介,即一种菌株在体外被一定浓度的抗生素抑制但治疗效果不确切。③耐药,即一种菌株被认为对给定的抗生素具有耐药性,在体外被一定浓度的抗生素抑制,但很大可能会治疗失败[3]。

上述将分离菌株分类为敏感、中介或耐药的过程被称为对细菌药敏试验的解释,这种分类方法已经使用了几十年。20 世纪 90 年代开始,药敏试验的解读(IRA)被引入。这绝不能与药敏试验的解释过程相混淆,解读药敏试验的过程其实是在研究多种不同的因素来避免抗生素对细菌所产生的耐药机制失效,以及研究如何合理地选择合适的抗生素。这些不同因素在敏感性试验结果(敏感、中介、耐药)的表型分析中都有依据,是基于耐药机制的认识和它们的表型表达方式而来[3,11,12]。这意味着使用 IRA 可以推断与细菌表达的表型相关的耐药机制,可以对结果进行临床解释。

1992 年,P. Courvalin 出版了 IRA 的 3 个基本支柱:①通过敏感性描述细菌耐药表型;②从耐药的表型推断暗含的生化机制;③必要时推断和改进先前建立的表型。

要取得合适的 IRA,必须具备以下条件:①正确识别微生物;②了解微生物的天然和获得性耐药性;③当地细菌耐药的流行病学知识;④用于确定细菌耐药机制的关键抗生素或标记物。

三、微生物鉴定

医院或社区微生物实验室的主要目标是准确识别引起感染过程的微生物,并了解其敏感性的表型特征。在此基础上,制定适当的 IRA,有助于选择适当和充分的治疗[9]。微生物的鉴定必须在属水平和种水平上进行,因为相同属但不同种的微生物具有不同的耐药性机制。以质谱分子生物学为基础的自动和半自动方法可用于物种鉴别[3]。

细菌鉴定的方法有表型法或传统鉴定法、分子鉴定法和基于蛋白质组学的鉴定法。在过去的几年里,更快和准确的鉴定细菌可达到更快的治疗、控制或预防策略的观点,对细菌鉴定方法、快速的分子诊断和缩短鉴定时间产生了重要影响[13]。

四、了解天然和获得性耐药性

抗生素耐药性可能是天然的(内在的),也可能是通过相同或不同种类的细菌细胞之间的突变或遗传物质的转移获得的。耐药基因可以编码在染色体或染色体外(质粒)物质中。[14]综上所述,耐药机制可分为4类[14,15]:①抗生素酶的修饰;②抗生素作用靶点的改变;③渗透性改变,包括外膜的通透性变化、改变能量依赖性抗生素、增加抗生素的外排(外排泵);④抗生素耐药性的分子机制。

(一)抗生素酶的修饰

抗生素酶的修饰是革兰氏阴性菌的主要耐药机制,而革兰氏阳性菌,除金黄色葡萄球菌和肠球菌外无此耐药机制[1,14,15]。它的特征是存在一种酶,这种酶会改变抗生素的结构,导致其失活。最常见的酶是β-内酰胺酶,它的产生是革兰氏阴性菌的主要耐药机制,特别是肠杆菌科和非发酵型革兰氏阴性杆菌,如铜绿假单胞菌和鲍曼不动杆菌。这种耐药性的最大问题出现在医院内部,这些具有β-内酰胺酶的表型在患者之间和细菌之间传播。

β-内酰胺酶是能够水解β-内酰胺环的酰胺键的酶,实现β-内酰胺抗生素的失活。有2种分类方法,即分子分类(Ambler)和功能分类(BushJacoby-Madeiros)[14-16]。Ambler将β-内酰胺酶分为A类、B类、C类和D类,其基础是源自酶部分DNA序列的初级蛋白质结构。β-内酰胺酶A、C和D类在其活性部位都有丝氨酸残基,这是水解β-内酰胺环所必需的,B类β-内酰胺酶依赖锌离子作为辅助因子(金属-β-内酰胺酶)[14-17]。2010年,Karen Bush和George Jacoby(Bush-Jacoby)将它们的功能分类更新为3组:①第1组具有头孢菌素酶作用,是编码在染色体上的酶,对应于分子类C,它们不受EDTA或抑制剂(他唑巴坦,克拉维酸)的抑制[14,18];②第2组(Ambler A类和D类),包括青霉素酶型酶(2a)、广谱β-内酰胺酶(2b)[14,18,19],广谱β-内酰胺酶(2be)和丝氨酸依赖碳青霉烯酶类[14,18];③第3组相当于Ambler的B类金属内酰胺酶,受EDTA的抑制,但不受克拉维酸的抑制[14,18]。

根据以上,有3种不同类型的β-内酰胺酶:

1. AmpC(Ambler C,Bush-Jacoby 组1)

AmpC是接触β-内酰胺类抗生素[如阿莫西林、氨苄西林、亚胺培南、克拉维酸,特别是第3代头孢菌素(C3)]后染色体编码的酶。它们水解第1代(C1)、第2代(C2)和第3代(C3)头孢菌素,氨曲南、β-内酰胺酶抑制剂(克拉维酸)和头孢西丁。对第 4 代头孢菌素(C4)和碳青霉烯类药物敏感。然而,当它们与另一种耐药机制(如孔蛋白的丢失)结合时,就会影响 C4[15,18,19]。微生物产生的 AmpC 可能是诱导的,也可能是组成的,这取决于基因 bla_{AmpC} 表达的程度[20]。当 AmpC 以构成型表达,即 AmpD 和 AmpR 型调控基因缺失时,可能产生低基础表达,导致产生具有天然或野生型 AmpC 耐药表型的细菌,如奇异变形杆菌、克雷伯氏菌等细菌或者大肠杆菌。高水平的 AmpC 产生是由于 bla_{AmpC} 基因的减少/启动子突变所致,导致 AmpC 的大量产生。当 bla_{AmpC} 以诱导形式表达时,可能部分或全部不被抑制,导致 AmpC 的大量产生,这是阴沟肠杆菌、摩氏摩根菌和铜绿假单胞菌等细菌的特征[18,20-22]。编码 AmpC 型 β-内酰胺酶的 bla_{AmpC} 基因可能与位于质粒中的整合子或转座子相关(它们来源于细菌染色体),已知的质粒 AmpC 基因被分为 6 个家族,即 CITs(弗氏柠檬酸杆菌的染色体 AmpC)、DHA(摩氏摩根菌的染色体 AmpC)、ACC(蜂房哈夫尼亚菌染色体 AmpC)、FOX(中间气单胞菌的染色体 AmpC)、MOX(豚鼠气单胞菌的染色体 AmpC)、EBC(阴沟肠杆菌和/或阿氏肠杆菌的染色体 AmpC)[18,20-22]。

2. 青霉素酶(Ambler A,Bush-Jacoby 组 2)

β-内酰胺酶中水解活性有限的小群,主要存在于革兰氏阳性球菌,如葡萄球菌,偶尔也存在于肠球菌。它们能水解青霉素及其衍生物,但对头孢菌素、碳青霉烯类和单菌类的水解效果较差[18]。

3. 亚组 2b β-内酰胺酶(广谱 β-内酰胺酶)(Ambler A,Bush-Jacoby 组 2b)

水解青霉素和第 1 代头孢菌素(C1)[14,18,23],具有代表性的酶有 TEM-1、TEM-2(TEM 来自 Temoneira,是一个希腊患者的名字,人类第 1 次从此患者身上分离出这种酶)[24],SHV-1(去巯基)[14,18,23]。

4. 广谱 β -内酰胺酶(ESBLs)(Ambler A,Bush- Jacoby 组 2be)

易水解青霉素类,第 1 代(C1)、第 2 代(C2)、第 3 代(C3)、第 4 代(C4)头孢菌素和氨曲南。对第 2 代、第 3 代、第 4 代头孢菌素及氨曲南等敏感。它们对头霉素类如头孢西丁、β-内酰胺酶抑制剂(克拉维酸、舒巴坦、他唑巴坦)和碳青霉烯类药物敏感。这里有超过 300 种不同的 ESBLs[19]。ESBLs 是过去 20 年中细菌耐药性领域最重要的发现,具有代表性的酶有 TEM-3、SHV-2、CTX-M-15[18]。前两种(TEM 和 SHV)对头孢他啶的水解效果优于头孢曲松或头孢噻肟,后者(CTX-M)对头孢曲松和头孢噻肟的水解效果优于头孢他啶[14,15,18,23]。CTX-M 14 在我国首次分离得到,35% 的大肠杆菌携带 CTX-M 14。CTX-M 15 是 21 世纪初在印度首次发现的,它在世界各地的传播与国家间的人口流动、缺乏环境卫生设施、缺乏饮用水和不洗手有关[25,26]。

5. 碳青霉烯酶

这些酶被分为两类:依赖于金属的碳青霉烯酶(或金属-β-内酰胺酶)和分别依赖于锌或丝氨酸存在的丝氨酸碳青霉烯酶(Ambler A 和 D)[15,18,23]。

它的主要组成为金属-β-内酰胺酶(Ambler B,Busch-Jacoby 的第 3 组)。它们水解除氨曲南外的所有 β 内酰胺类抗生素,能抵抗克拉维酸、舒巴坦和他唑巴坦的作用,并且被金属离子螯合剂如 EDTA(乙二胺四乙酸)所抑制。主要的酶是 IMI 和 VIM[15,16,19]。

丝氨酸 A 型碳青霉烯类基团(Bush-Jacoby 组 2f)水解第 3 代、第 4 代头孢菌素,氨曲南和碳青霉烯类不受 EDTA 的抑制,但可受克拉维酸和他唑巴坦酸的抑制。它们被苯硼酸抑制。代表性酶有 KPC-2、IMI-1、SME-1、GES[16,18,19]。具有更大流行病学重要性的是 KPC,它们属于质粒性质,不仅在肠杆菌中有表达,在铜绿假单胞菌和鲍曼不动杆菌中也有表达[27,28]。在丝氨酸 A 型碳青霉烯类基团中提到的其他酶是 GES 2 和 GES 4,它们是 ESBLs 的变体,在铜绿假单胞菌、鲍曼假单胞菌,还有一些肠杆菌中被发现。

丝氨酸型 D 类碳青霉烯类(Bush-Jacoby 组 2df)水解青霉素、第 1 代头孢菌素,弱水解碳青霉烯类、耐酶抑制剂,不水解第 3 代头孢菌素或氨曲南。这些酶的一个特征是,当它们大量产生时,对第 4 代头孢菌素(头孢吡肟)的敏感性降低[19],代表性酶有 OXA-23、OXA-48[15,16,18,19,23]。

表 8.1 根据 β-内酰胺酶的类型使用抗生素

<table>
<tr><th>青霉素类</th><th>C1st</th><th>C2nd</th><th>单酰胺环类(氨曲南)</th><th>C3rd 和 C4th</th><th>碳青霉烯类</th></tr>
<tr><td>青霉素酶</td><td></td><td></td><td></td><td></td><td></td></tr>
<tr><td colspan="3">BSBLs</td><td></td><td></td><td></td></tr>
<tr><td colspan="6">ESBLs/AmpC[a]</td></tr>
<tr><td colspan="6">A 类碳青霉烯酶 ESBLs(KPC-GES)</td></tr>
<tr><td colspan="3">A 类碳青霉烯酶(Sme、IMI、NMC)</td><td>b</td><td></td><td></td></tr>
<tr><td colspan="3">B 类碳青霉烯酶(MBL)</td><td></td><td colspan="2">VIM、IMI、NDM</td></tr>
<tr><td colspan="3">D 类碳青霉烯酶
(Oxa-48 及其衍生物)</td><td colspan="2">Oxa-163(肠杆菌科),Oxa-146(不动杆菌)</td><td></td></tr>
</table>

KPC:由肺炎克雷伯菌产生的碳青霉烯酶;GES:Guiana 超广谱;MBL:金属 β-内酰胺酶;BSBLs:广谱-内酰胺酶;ESBLs:广谱-内酰胺酶;C1st:第 1 代头孢菌素;C2nd:第 2 代头孢菌素;C3rd:第 3 代头孢菌素;C4th:第 4 代头孢菌素。

[a] 参见方框关键标记来区分 AmpC 的 ESBLs。

[b] 可以是敏感或者耐药。

死亡率被认为与碳青霉烯酶有关。不同的报告表明,产金属β-内酰胺酶的铜绿假单胞菌致死率为44%~75%,产金属β-内酰胺酶的肠杆菌致死率为19%~68%,产KPC的肠杆菌致死率为22%~57%[28-30]。同样,碳青霉烯类的产生与其他抗生素的耐药机制相关,如喹诺酮类、氨基糖苷类和磺胺类[31](表8.1,图8.1)。

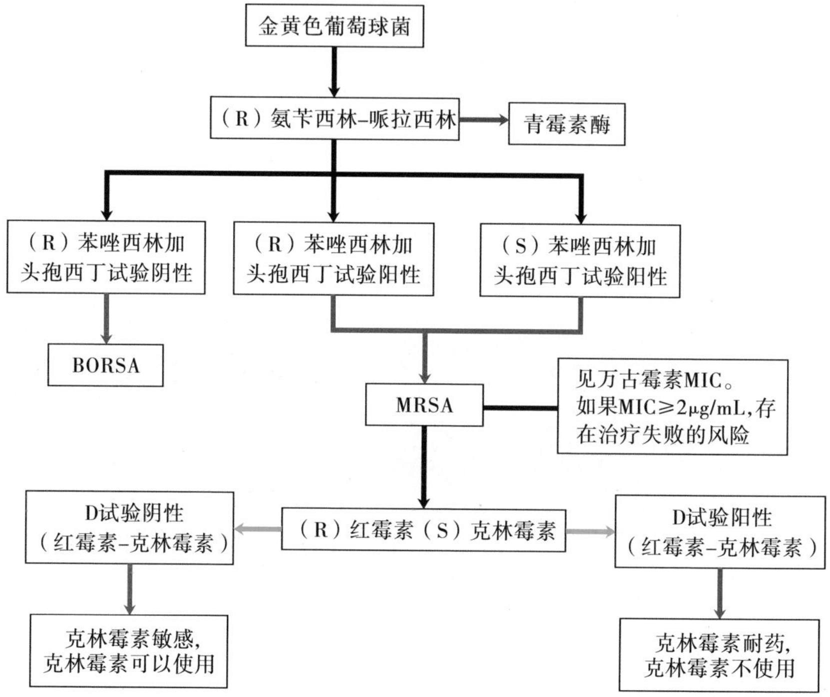

图8.1 金黄色葡萄球菌耐药分析

MRSA:耐甲氧西林金黄色葡萄球菌;BORSA:临界耐苯唑西林金黄色葡萄球菌;MIC:最低抑制浓度。

(二)作用靶点的改变

革兰阳性菌(葡萄球菌和链球菌)对抗生素的主要耐药机制作用如下:通过获得染色体库改变结合青霉素的编码蛋白基因;改变β-内酰胺的作用位点,阻止其对细菌壁合成的抑制作用[1,14,15]。另一种机制是通过改变或修饰染色体中参与核成分生成和蛋白合成的酶基因的表达形成耐药,而这些正是喹诺酮类、四环素类、氨基糖苷类和大环内酯类抗生素发挥作用,抑制蛋白质合成的作用靶点[1,15,19]。

(三)渗透性改变

1. 外膜通透性的变化

这种机制主要存在于革兰阴性菌中。由于膜磷脂的存在,一些抗生素中亲水分子进入时,外膜在细胞表面形成一个半透膜屏障,这个途径是由孔蛋白(充满水的孔)的跨膜蛋白介导的[14,15,32]。因此,如果这些孔蛋白的表达减少,抗生素流向胞浆周间隙的流量也会减少,在大多数情况下对抗生素产生部分耐药性。如果结合另一种机制,比如β-内酰胺酶的水解,耐药性将是绝对的,因为到达胞浆周围空间的少量抗生素会迅速水解[14,15,19,32]。碳青霉烯类化合物进入细菌的途径由孔蛋白 OprD2 介导。然而,研究表明,在碳青霉烯类中,受此孔蛋白改变(关闭或修饰)影响最大的是亚胺培南,导致耐药性的发生概率更大[33]。

2. 改变能量依赖性抗生素的入口

氨基糖苷类抗生素的第 1 阶段依赖能量(见下文)[34-36]。

3. 外排泵

革兰氏阴性菌的作用机制:它由 3 种蛋白质组成,一种位于内膜,一种是位于外膜的孔蛋白,一种是位于周质空间结合两种膜的蛋白质[14,32]。这个系统将抗生素从细胞质清除到细胞外基质,为此需要质子的反向运输机制:水解 ATP 分子[14]。它必须与其他耐药机制结合,以实现临床可见的耐药[15]。最常见的外排泵是 MexABOprM 和 MexXY,第 1 种减少哌拉西林、头孢噻肟、头孢他啶、头孢吡肟、氨曲南和美罗培南的作用。然而亚胺培南不受影响,因为它在侧链中具有结构变化[32]。第 2 个外排泵(MexXY)负责排出氨基糖苷类和头孢吡肟[14,15,32]。

(四)抗生素耐药的分子机制

在这一节中,针对特定细菌对抗生素的耐药机制进行阐释。

1. 对β-内酰胺的耐药性

β-内酰胺类抗生素是一种杀菌剂,可抑制细菌细胞壁合成并诱导细菌自溶[17]。细菌细胞壁由肽聚糖形成,是位于细胞质膜外的一种渗透性细菌保护机制[17]。革兰氏阳性菌壁厚,而革兰氏阴性菌肽聚糖较薄,且位于外膜和细胞质膜之间[14,17]。

肽聚糖由 2 个区域组成:①二聚体 N -乙酰氨基葡萄糖(NAG)和 N -乙酰胞壁酸(NAM)重复形成的氨基糖的横链;②一个与 NAM 共价结合的五肽[L-丙氨酸、D-谷氨酸、L-赖氨酸或革兰氏阴性菌中的内消旋二氨基庚二酸(mDAP)、d-丙氨酸和 d-丙氨酸][14,17]。

肽聚糖的合成分 3 个阶段进行:第 1 阶段(细胞质阶段),肽聚糖前体(NAM 和 NAM+五肽)形成。第 2 阶段(跨膜阶段),肽聚糖前体从细胞质传递到周质间隙[14]。第 3 个阶段是周质阶段,在那里使细菌变硬,最后的 D-丙氨酸被转肽酶(称为 PBP)切割,然后肽聚糖与 D-丙氨酸(第 4 个氨基酸)和 L-赖氨酸(第 3 个氨基酸)形成交联。第 3 阶段非常重要,抑制转肽机制会抑制整个细胞壁的合成[14,17],β-内酰胺类抗生素会抑制参与细菌细胞壁合成后期的酶[34]。

细菌对β-内酰胺类抗生素耐药有3种机制:

(1)产生β-内酰胺酶。如前所述。革兰氏阴性菌耐药的主要机制是水解β-内酰胺环,使其在与PBP结合之前失活[14-17]。

(2)PBP(D-丙氨酸被转肽酶)的修饰。革兰阳性菌耐药的主要机制。调控PBPs基因编码的序列可能存在于质粒中,这可能导致产生的PBP发生变化,进而导致其与抗生素亲和力降低。例如,在耐甲氧西林金黄色葡萄球菌(MRSA)中,获得了mecA替代基因,该基因编码对β-内酰胺类亲和力较低的PBP2a[1,14,17,34]产生对所有青霉素、头孢菌素(除头孢他洛林和头孢吡普外)、碳青霉烯类和β-内酰胺酶抑制剂的耐药性[1]。

(3)通透性和外排泵的变化。在革兰氏阴性菌中,β-内酰胺类抗生素需要一个孔蛋白才能到达其靶点(PBP)。这些孔蛋白表达的减少导致抗生素的进入减少[1,14,17,34]。外排泵将抗生素从质周间隙通过外膜输送到外部环境[34]。

2. 对糖肽类的耐药性

万古霉素的作用机制是最广为人知的。它作用于肽聚糖合成的第2阶段,连接末端二肽D-丙氨酸D-丙氨酸,从而避免NAM生长肽聚糖的结合,并阻止转肽酶(PBP)的后续作用,从而中断细胞壁的合成[34,37]。肠球菌有7种耐药性(VanA、VanB、VanC、VanD、VanE、VanG和VanL)是已知的,这些基因编码一个以D-丙氨酸D-乳酸或D-丙氨酸D-丝氨酸结尾的五肽,使细胞壁增厚,因此没有抗生素与其作用部位结合[1,14,34]。VanA对万古霉素和替考拉宁具有高度耐药性;VanB对替考拉宁敏感,对万古霉素具有中度耐药性;VanC-VanD-VanE-VanG和VanL对万古霉素具有较低的耐药性,而对替考拉宁仍然敏感[37]。

3. 对氨基糖苷类抗生素的耐药性

抗生素是带正电的,在碱性pH下具有活性,在酸性pH下不具有活性,不应与β-内酰胺类药物混合在同一溶液中。因为开放的β-内酰胺环会与氨基糖苷类的氨基基团发生酰化作用[34],出现彼此失活。氨基糖苷通过不可逆地结合到细菌的30S核糖体亚基而发挥作用,但必须克服一系列障碍才能到达靶点。最初进入细菌细胞并不需要能量,因为这些抗生素的正电荷被细菌外膜的脂多糖、磷脂和阴离子蛋白的负电荷所吸引[34]。随后两个阶段需要能量,由活性电子传递链(呼吸链)给予能量。第1个阶段是缓慢阶段,在此阶段,药物通过质膜运输到细胞质,在那里它可能受到二价阳离子、低pH和厌氧菌的抑制(厌氧菌对氨基糖苷类有固有的耐药性)。第2阶段是快速的,是药物与核糖体的结合[34]。

此外,这些药物在抗生素转运到核糖体的过程中可能会发生乙酰化、腺苷酸化或磷酸化的酶促改变[14,32,34,35]。

4. 对喹诺酮类药物的耐药性

耐药的主要机制来自靶酶、DNA 回旋酶和拓扑异构酶Ⅳ的突变。DNA 回旋酶由 2 个亚单位组成:A 和 B。回旋酶基因的突变导致亚单位的变化,从而导致 DNA 回旋酶的改变。这种机制主要发生在革兰阳性菌中。拓扑异构酶Ⅳ由 2 个亚单位组成:ParC 和 ParE。ParC 基因的突变导致亚单位 C 的改变,从而导致拓扑异构酶Ⅳ的改变。这是革兰阴性细菌对喹诺酮类耐药的主要机制[14,15,19,38]。

五、当地细菌耐药的流行病学知识

对于 IRA 来说,了解细菌耐药地理区域的流行病学是非常重要的,从而可以识别常见的耐药机制和检测新的表型。抗菌药物耐药性(AMR)是全球公共卫生面临的一个复杂挑战,其后果影响着全世界的每一个人。AMR 的发生是微生物的自然现象,抗生素为耐药细菌的增加和传播提供了所需的选择压力。抗生素在人类和动物身上的使用、滥用和误用是出现耐药的最主要因素[2,39]。在过去的 10 年里,很少有抗生素被开发出来。2008—2012 年,市场上只有 2 种新抗生素上市,而 1983—1987 年有 16 种[40]。因此,我们必须保护和保存现有抗生素的有效性,以尽量减少细菌耐药性的发展和蔓延[39]。

尽管 AMR 监测已经进行了很多年,特别是在高收入国家,但全球范围内,尤其是在低收入国家仍缺乏相关知识[39]。据估计,欧洲每年有 25 000 人因 AMR 死亡[10,41]。2005 年,美国有 94 000 例侵袭性 MRSA 感染需要住院治疗,导致 19 000 例死亡[42]。美国疾病控制和预防中心(CDC)最近报告说,美国至少有 200 万疾病和 23 000 人死亡是由耐药细菌引起的[43]。

细菌耐药的问题不是最近才出现的。甚至在引入青霉素之前,就已经出现对抗生素有耐药性的细菌菌株[44]。大约有 1000 种与抗生素耐药和失活有关的 β-内酰胺酶已经被鉴定出来,是 20 世纪 90 年代以前报道的近 10 倍[45,46]。

耐药基因在全世界广泛分布,已经产生了肠杆菌科超广谱 β-内酰胺酶(ESBLs)、新德里金属 β-内酰胺酶(NDM),以及耐碳青霉烯类抗生素的肺炎克雷伯菌(KPC)等[47]。这种细菌在社区医院中也有分布。在医院环境中,这些耐药基因的传播速度很快,会产生多种严重后果,因为这些患者的潜在疾病使他们更加脆弱[48]。近年来,肠杆菌科对碳青霉烯类抗生素的耐药率从 2001 年的 0% 上升至 2010 年的 4.01%,尤其是克雷伯氏菌[43]。来自发展中国家的院内数据表明,WHO

推荐用来治疗常见感染的抗生素方案耐药增高。71%的克雷伯菌属和50%的大肠杆菌对庆大霉素耐药[49],60%~70%的大肠杆菌和100%的克雷伯菌属对氨苄西林耐药[50]。最令人担忧的是出现了对碳青霉烯类耐药的肠杆菌科和不动杆菌感染,这种感染无法治疗,而且有泛耐药性,与重症监护病房的高死亡率相关[51]。

KPC是肺炎克雷伯菌和其他革兰氏阴性杆菌产生耐药性的新机制。目前已经有关于其传播的报道,特别是在北半球,KPC-2是美国最常见的对碳青霉烯类抗生素耐药的机制,2001年在北卡罗来纳州首次分离[52]。在巴基斯坦,50%~60%与尿路感染相关的大肠杆菌对常见抗生素具有耐药性[31,48]。在南非,2010—2011年间,72%的肺炎克雷伯菌提示为ESBLs[53]。2009年,一种新的金属β-内酰胺酶(MBL)被发现:新的Dehli MBL(NDM)[54,55]。NDM最初是在一名在印度接受过治疗的瑞士患者的肺炎克雷伯菌株中发现的[55]。第1个NDM-1于2011年9月在南非被发现[56]。在英国,50%的产碳青霉烯-NDM类型革兰阴性菌感染与在印度、孟加拉国和巴基斯坦住院的旅游患者有关[54,57]。在印度,菌血症[58]中产ESBLs大肠杆菌的比例从2002年的40%增加到2009年的61%,对碳青霉烯类抗生素耐药的肺炎克雷伯菌比例从2%~4%增加到52%。

世界范围内,院内耐甲氧西林金黄色葡萄球菌的感染有所增加。在南非等中低收入国家,重症监护病房的金黄色葡萄球菌菌血症患者中有52%是MRSA。尽管AMR在世界各地均有分布,但有些地区的耐药机制更为突出[60]。

六、明确细菌耐药机制的关键抗生素或标记物

多年来,抗生素一直被用作推断细菌耐药机制的标志物。经典的例子是使用苯唑西林预测金黄色葡萄球菌耐药性,或使用青霉素预测肺炎链球菌耐药性[1],或使用萘啶酸预测肠杆菌科对喹诺酮类的耐药性[61]。下面列出了一些有用的抗生素标记物来识别细菌的耐药性。

(一)革兰氏阳性细菌

在葡萄球菌属中,最常见的表型是由于产青霉素酶(β-内酰胺酶类Ambler)而对青霉素和氨苄青霉素具有耐药性,然而该酶被β-内酰胺酶的抑制剂所抑制。半合成青霉素(苯唑西林、甲氧西林)、头孢菌素和碳青霉烯类不能被这些青霉素酶水解,据报道对敏感的金黄色葡萄球菌有效[1]。金黄色葡萄球菌的另一种常见表型是耐甲氧西林或苯唑西林。这种耐药性是通过获得mecA基因而来,该基因编码一种对β-内酰胺具有低亲和力的青霉素结合蛋白(PBP)。PBP2a导致对所有青霉素,头孢菌素[除第5代头孢菌素(C5)外,如头孢吡普和头孢洛林],β-内酰胺

酶抑制剂和碳青霉烯类的耐药[1,62]。

要确定金黄色葡萄球菌的表型耐药情况,首先要确定甲氧西林或苯唑西林是耐药还是敏感。如果耐药,则头孢西丁的检测结果可导致 2 种情况:

(1)对苯唑西林或甲氧西林耐药且头孢西丁试验呈阳性,这表明存在 mecA 基因和 PBP2a,因此应将这些菌株视为除 C5 代外,对所有 β-内酰胺类都耐药。

(2)对苯唑西林或甲氧西林均耐药而头孢西丁试验为阴性,这种被解释为 mecA 基因阴性。之所以提出后一种情况,是因为菌株可以对苯唑西林有低水平的耐药性或临界值(BORSA)[1],在这种情况下,尽管被报告为对苯唑西林耐药,如果苯唑西林 MIC 不大于 2μg/ mL,则苯唑西林仍然是治疗方法[63]。

面对 MRSA,除了苯唑西林/甲氧西林和头孢西丁试验外,还必须存在的关键抗生素标记物是克林霉素、大环内酯类和链阳霉素类(或 MLS 组)。这很重要,因为克林霉素是治疗敏感和耐药金黄色葡萄球菌非菌血症细菌感染的一种治疗选择。为此,必须确定是否存在对克林霉素的诱导耐药性。我们知道,基因 erm 存在时表现为耐药表型 MLS B(14、15 和 16 元环的大环内酯耐药,林可酰胺和 B 组链阳霉素耐药),可以被结构性(cMLSB)或诱导性(iMLSB)表达[1]。

在 iMLSB 形式中,红霉素是表达这种耐药机制的诱导表型标记物。因此,对于以 iMLSB 为常见形式的金黄色葡萄球菌菌株的管理,克林霉素的使用可通过诱导所述耐药机制出现而导致治疗失败[1]。在使用克林霉素对 MRSA 菌株进行管理时,总是建议确定是否存在红霉素耐药性。如果具有耐药性,则必须进行双纸片红霉素克林霉素试验(D 检验)[1]。如果 D 检验为阴性,则不会产生对克林霉素的抗药性,因此克林霉素可以使用。

MRSA 的另一种抗生素标记是万古霉素内的糖肽。如果万古霉素敏感(MIC <4),从药物动力学的角度来看,有效性区域应在 MIC 之上的曲线下面积(AUC),根据患者病情严重程度可以在 400 μg/ mL 或 800 μg/ mL,在 MIC 大于 1.5 μg/ mL 时看起来有效但是治疗可能是失败的[65-68]。

同样必须记住,可能存在具有万古霉素中介的菌株(VISA,GISA),这些菌株需要其他检测方法,例如 E-test 药敏试验,不允许通过上述方法进行检测[1](图 8.1)。

肠球菌

肠球菌对 β-内酰胺类的耐药性主要是由 PBP(PBP4 或 PBP5)的变化引起的,而 β-内酰胺酶的产生则与金黄色葡萄球菌相似[69]。因此,氨苄青霉素标记物被用来检测对 β-内酰胺的耐药性,因为它比青霉素具有更高的内在活性。记住这些菌株对头孢菌素的内在耐药性及其对亚胺培南和 β-内酰胺酶抑制剂的敏感性是很重要的[1]。如果对 β-内酰胺耐药,万古霉素是另一种治疗选择。

在存在严重的肠球菌感染(例如菌血症、心内膜炎和脑膜炎)的情况下,可以治疗性地联合使用 β-内酰胺类与氨基糖苷类,这种组合具有协同作用,一种作用于细菌壁而另一种在核糖体水平上起作用[1,70]。自然地,这些细菌由于抗生素不能很好地运输到细菌内部而具有低水平的耐药性。因此,在抗菌谱试验中应报告氨基糖苷类的协同试验结果[70]。

(二)革兰氏阴性菌

头孢西丁是区分产 β-内酰胺酶型 ESBLs 和产 AmpC 细菌的关键标志物。在产 AmpC 表型的分离抗菌谱中,头孢西丁具有耐药性。但是,在产生 ESBLs 的分离株中,头孢西丁是易感的,它与另一种耐药性机制(例如孔蛋白的丢失或表达降低)无关。此外,产 ESBLs 的菌株被抑制剂水解,也就是说,它们是敏感的,不像 AmpC 是耐药的[7,19](表 8.2)。

表 8.2　区分 ESBL 和 AmpC 的关键标记物

抗生素	ESBL(广谱 β-内酰胺酶)	AmpC
氨曲南	耐药	耐药
第 2 代头孢菌素	耐药	耐药
第 3 代头孢菌素	耐药	耐药
第 4 代头孢菌素	耐药	中等或低度耐药
碳青霉烯类	敏感	敏感
β-内酰胺酶抑制剂(克拉维酸)	敏感	耐药
头孢西丁	敏感	耐药

对于碳青霉烯酶的表型检测,必须考虑几个方面:必须明确每种碳青霉烯酶。始终牢记,可能还有其他一些联合耐药机制,这些机制可能掩盖了碳青霉烯酶(假阴性)的存在。对于金属 β-内酰胺酶的可能表型(Ambler 分类 B),应排除同时存在 ESBL。另外,对假阳性要谨慎。可能存在产生 CTX-M-15 阻断剂或孔蛋白丢失的细菌或高产 AmpC 的菌株,可能在碳青霉烯酶不存在的情况下出现碳青霉烯类耐药。一种产碳青霉烯酶菌株的表型表达,可导致对广谱头孢菌素和某些碳青霉烯类抗生素产生耐药[19]。存在哪种碳青霉烯酶取决于感染涉及的细菌类型。例如,在铜绿假单胞菌或鲍曼不动杆菌中表达的碳青霉烯酶,可能来源于肺炎克雷伯菌或大肠杆菌[21,71-73]。此外,对氨曲南、硼酸、EDTA 的敏感性,或者其在 Hodge

试验或改良的 Hodge 试验中的结果,都可能是精确耐药机制的区分因素[19,71,74]。图 8.2 说明了革兰氏阴性细菌的耐药机制。

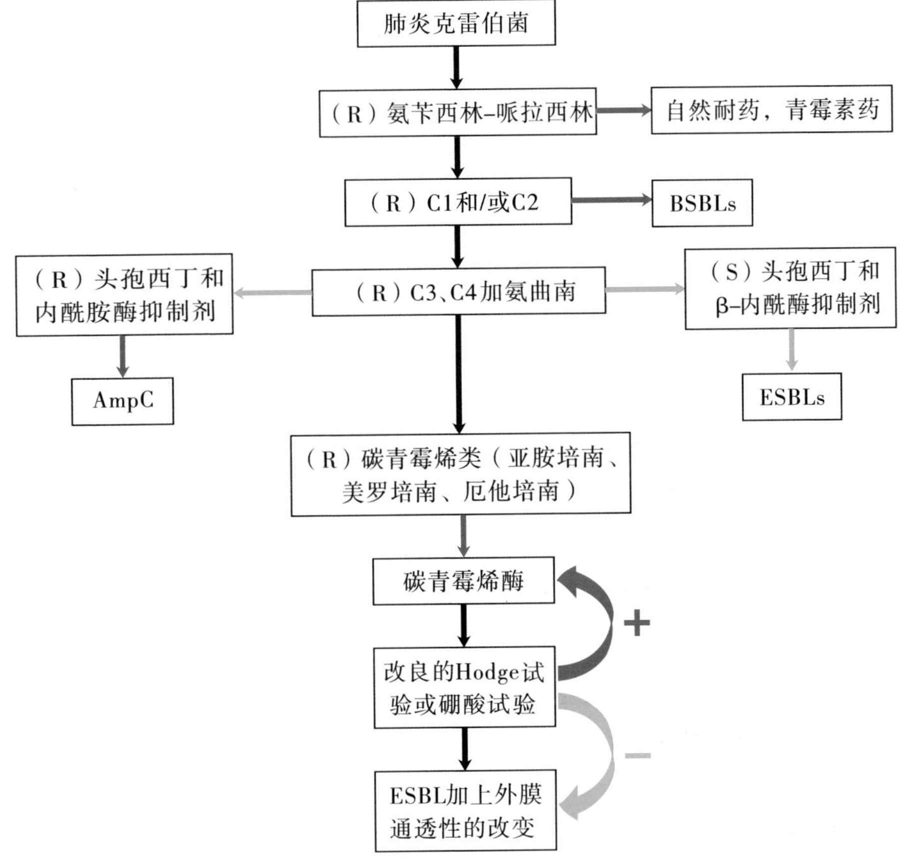

图 8.2 肺炎克雷伯菌的多种耐药机制

C1:第 1 代头孢菌素;C2:第 2 代头孢菌素;C3:第 3 代头孢菌素;C4:第 4 代头孢菌素;AmpC:AmpC β-内酰胺酶;BSBLs:广谱 β-内酰胺酶;ESBLs:超广谱 β-内酰胺酶。

七、根据耐药性提出的治疗建议

革兰氏阳性菌的治疗选择取决于细菌及其敏感性。治疗对甲氧西林敏感的金黄色葡萄球菌(MSSA)的选择是 β-内酰胺类,例如苯唑西林或第 1 代头孢菌素。如果感染的是 MRSA 或血液动力学不稳定,或者是严重菌血症患者,则治疗选择为万古霉素、头孢洛林或达托霉素。如果患者血液动力学稳定,且感染为局部感染或非菌血症,则治疗选择为克林霉素、利奈唑胺、四环素或复方新诺明[75]。对于引起尿路感染的肠球菌,选择的抗生素是 β-内酰胺类的氨苄青霉素。在细菌感染的情况下，只要对协同作用的结果敏感，建议联合使用 β-内酰胺类与氨基糖苷类。如果对 β-内酰胺类药物有耐药性，则可以选择万古霉素、利奈唑胺、达托霉素和替加环素[69,70,76]。

对于革兰氏阴性菌，当在细菌分离株中检测到产生 AmpC 时，建议不要使用第 3 代头孢菌素，尽管对这一建议尚无共识[21]。在药敏试验的报告中，如果鉴定出产 AmpC 的染色体或质粒，则第 3 代头孢菌素均耐药[74]。建议在 AmpC 大量产生的情况下，不要使用青霉素或 β-内酰胺酶抑制剂，例如阿莫西林-克拉维酸盐，氨苄西林-舒巴坦或哌拉西林-他唑巴坦，并且不要使用第 1 代、第 2 代或第 3 代头孢菌素。然而，在表型显示出敏感性时可以使用第 4 代头孢菌素，因为一些大量产生 AmpC 的菌株可能对第 4 代头孢菌素也有耐药性。碳青霉烯可以用于那些细菌[21]。

CLSI [16,22,64] 和 EUCAST [10] 都提出了多种建议报告具有 ESBLs 表型特征的菌株。然而，在药代动力学和药效学研究的基础上，2 个委员会均基于药敏试验提出了新的建议，而非耐药机制[10,64,75]。关于 ESBLs 的一个讨论点是，细菌接种是感染过程的一种效应。接种量效应的定义是，在细菌接种量最高的试验中，抗生素的 MIC 增加 8 倍或更多。虽然这种接种效应是在体外观察到的现象，但它在识别严重感染中治疗失败风险增加方面具有预测价值。研究结果表明，相比细菌体外接种产生的 ESBLs 菌株，应用抗生素头孢吡肟、头孢噻肟、头孢曲松和哌拉西林-他唑巴坦治疗产 ESBLs 菌株引起的感染不太可靠。但是这种接种效应在碳青霉烯类检测出的情况较少，因此，它们是产 ESBLs 细菌引起的严重感染的首选抗生素[77,78]。在血流动力学稳定的患者中，氨基糖苷类可能是针对产 ESBLs 菌株在泌尿道感染的治疗选择[70]。

在存在 OXA 型酶的情况下，应避免使用氨基青霉素、羧基青霉素、脲青霉素类型的抗生素，以及诸如阿莫西林-克拉维酸盐、氨苄西林-舒巴坦和哌拉西林-他唑巴坦的抑制剂。还应避免使用头孢吡肟，尤其是这种酶过量产生时。在这些情况下，碳青霉烯是一种治疗选择[7,19]。目前用于治疗产碳青霉烯酶菌株引起的感染的抗生素很少[29]。产碳青霉烯酶的细菌引起的感染与高发病率和高死亡率相关，特别是对于住院时间较长的患者，重症监护病房的患者以及使用医疗器械的患者[79]。治疗这些感染的最佳方法尚未明确。抗生素的选择有限，因此一些旧抗生素被抢救和再利用，如磷霉素、多黏菌素（其中有黏菌素和多黏菌素 B）、氯霉素和利福平。另外,可以使用新的抗生素,例如替加环素[29,73,80]。

当开始对一个产碳青霉烯酶所致细菌感染进行抗生素治疗时,必须警惕碳青霉烯和黏菌素的 MIC。因此出现了一个问题:碳青霉烯类药物可用于产碳青霉烯酶菌株引起的感染吗? 答案在于根据碳青霉烯类 MIC 进行的不同动物研究、体外药动学模型和实验研究的结果。无论是单独使用它们还是与其他抗生素联合使用,对于这种类型的感染并不总是有用的。对碳青霉烯类 MIC≤4 μg/mL 的产碳青霉烯酶菌株(肠杆菌科)感染,可长时间高剂量输注(≥3 h)单一碳青霉烯类[81-84]。但是,MIC≤8 μg/ mL 则表明碳青霉烯类(美罗培南、多利培南或亚胺培南)有必要与另一种活性抗生素(氨基糖苷、黏菌素、多黏菌素 B、替加环素、氟喹诺酮)联合使用[73,79,82]。事实证明,联合治疗在控制感染和死亡率方面均具有优势[79,82,85]。对于碳青霉烯类 MIC≥8 μg/ mL 的细菌感染,尚未见到碳青霉烯类联合用药的益处,但是联合应用包括其他活性抗生素(大肠菌素、氨基糖苷、磷霉素、替加环素、氟喹诺酮)治疗方案时,联合疗效取决于每种药物的敏感性或耐药性[47,79,82,86,87]。当 MIC> 8 μg/ mL 时,碳青霉烯与另一种活性抗生素之间不起协同作用,特别是在产 KPC 的肺炎克雷伯菌治疗中,这是由于 ompK36 孔蛋白突变导致的,从而不允许碳青霉烯类化合物通过[87-89]。

八、结论

了解 IRA 及其在卫生保健领域的应用,将使临床医生更好地实现合理应用抗生素,根据细菌表型进行适当的抗菌治疗,并对细菌耐药性的下降产生积极影响。它还将揭示细菌耐药的流行病学概况,使监测新的耐药概况成为可能,并有助于制定防止耐药细菌扩散的预防和控制策略。

参考文献

[1] Torres C,Cercenado E. Interpretive reading antimicrobial susceptibility of gram-positivecocci. Infect Dis Clin. 2010;28(8):541-53.

[2] Rock I,Akova M,Baquero F,Carlet J,Cavaleri M,Coenen S,et al. The overall threat of antimicrobial resistance: science for intervention. New Microb New Infect. 2015;6:22-9.

[3] Canton R. Interpretive reading antimicrobial susceptibility: a clinical need. Infect Microbiol Dis Clin. 2010;28(6):375-85.

[4] Poupard JA, Rittenhouse SF, Walsh LR. The evolution of antimicrobial susceptibility testingmethods. In: Poupard JA, Walsh LR, Kleger B, editors. Antimicrobial susceptibility testing: critical issues for the 90s [Internet]. Boston, MA: Springer US; 1994. p. 3-14. https://doi.org/10.1007/978-1-4757-9206-5-2.

[5] Rosewell KT, Baker BE. A method for confirming organochlorine pesticideresidues in wildlife. Bull Environ Toxicol Contam. 1979;21(4-5):470-7.

[6] Reller LB, Weinstein MP, Peterson LR, Hamilton JD, Baron EJ, TompkinsLS, et al. Role ofclinical microbiology laboratories in the management and control of infectious diseases andthe delivery of health care. Clin Infect Dis. 2001;32(4):605-10.

[7] Guangzhou R, Ignacio Alós J, Baquero F, Calvo J, Campos J, Castillo J, et al. Recommendationsfor selecting antimicrobial sensitivity study in vitro with automatic and semiautomatic systems. Infect Dis Clin. 2007;25(6):394-400.

[8] Ferraro MJ. Should we reevaluate antibiotic breakpoints? Infect Dis Clin. 2001;33(Suppl. 3):S227-9.

[9] Cercenado E, Saavedra-Lozano J. Interpretation of susceptibility testing: general concepts (I). Antibiogram A. 2009;7(4):214-7.

[10] European Committee on Antimicrobial Susceptibility Testing (EUCAST Expert rulesin antimicrobial susceptibility testing, 2008) 2008. http://www.eucast.org/fileadmin/src/media/PDFs/4ESCMID_Library/3Publications/EUCAST_Documents/Other_Documents/EUCAST_Expert_rules_final_April_20080407.pdf.

[11] Courvalin P. Interpretive reading of in vitro antibiotic susceptibility tests (the antibiogramme). Infect Microbiol Clin. 1996;2:S26-34.

[12] Livermore DM, Winstanley TG, Shannon KP. Interpretative reading: recognizing the unusualand inferring resistance from resistance phenotypes mechanisms. J Antimicrob Chemother. 2001;48(Suppl 1):87-102.

[13] Fernandez A, de la Fuente CG, Saez J, Valdezate S. Methods for bacterial identification inmicrobiology laboratory [Internet]. SEIMC; 2010. https://www.seimc. org/contenidos/documentoscientificos/procedimientosmicrobiologia/seimc-procedimientomicrobiologia37. pdf.

[14] Vignoli R, Seija V. Chapter 35: Main mechanisms of antibiotic resistance. In: Issues of bacteriology and medical virology. 2nd edn. Book FEFMUR office; 2006. p. 1-680.

[15] Tafur JD, Torres JA, Villegas MV. Mechanisms antibiotic resistance in gram negative bacteria. Infect. 2008;12(3):227-32.

[16] Porres-Osante N. Detection and genetic bases beta-lactamase AmpC and carbapenemases inclinical isolates of Enterobacteriaceae and diners [Internet]. Ph. D. thesis, Rioja University; 2015. file:///C:/Users/Cindy% 20Arteta/Downloads/DialnetDeteccionYBasesGeneticasDeBetalactamasasAmpCYCarba - 45462. pdf.

[17] Suarez C. Beta-lactam antibiotics F. Gudiol. Infect Dis Clin. 2009;27(2):116-29.

[18] Bush K, Jacoby GA. Updated functional classification of lactamases. Antimicrob AgentsChemother. 2010;54(3):969-76.

[19] Navarro F, Calvo J, Guangzhou R, Fernandez-Basin F, Mirelis B. Detectionphenotypic resistance mechanisms in gram-negative microorganisms. Infect Dis Clin. 2011;29(7):524-34.

[20] Jacoby GA. AmpC-lactamases. Clin Microbiol Rev. 2009;22(1):161-82.

[21] Navarro F, Miró E, Mirelis B. Interpretive reading of the antibiogram of enterobacteria. InfectDis Clin. 2010;28(9):638-45.

[22] Mata C, Miró E, Rivera A, Mirelis B, Coll P, Navarro F. Prevalence of acquired AmpCβ-lactamases in Enterobacteriaceae lacking ampC inducible chromosomal genes at a Spanishhospital from 1999 to 2007. Clin Microbiol Infect. 2010;16(5):472-6.

[23] Jacoby GA, Munoz-Price LS. The new β-lactamases. N Engl J Med. 2005;352(4):380-91.

[24] Datta N, Kontomichalou P. penicillinase synthesis controlled by infectious R factors inEnterobacteriaceae. Nature. 1965;208(5007):239-41.

[25] Hawkey PM, Jones AM. The changing epidemiology of resistance. J Antimicrob Chemother. 2009;64(Suppl. 1):i3-10.

[26] Amos GCA, Hawkey PM, Gaze WH, Wellington MS. Waste water effluentcontributesto the dissemination of CTX-M-15 in the environment naturally. J Antimicrob Chemother. 2014;69(7):1785-91.

[27] Curiao T, Morosini MI, Ruiz-Garbajosa P, Robustillo A, Baquero F, CoqueTM, et al. Emergence of blaKPC-3-Tn4401a associated with a pKPN3/4-like ST384 and ST388 plasmidwithin Klebsiella pneumoniae clones in Spain. J Antimicrob Chemother. 2010;65(8):1608-14.

[28] Nordmann P, Cuzon G, Naas T. The real threat of Klebsiella pneumoniae carbapenemaseproducing bacteria. Lancet Infect Dis. 2009;9(4):228-36.

[29] Patel G, Bonomo RA. "Stormy waters ahead": global emergence of carbapenemases. FrontMicrobiol. 2013; 4: 48. http://journal. frontiersin. org/article/10. 3389/fmicb. 2013. 00048/abstract.

[30] Schwaber MJ, Klarfeld-Lidji S, Navon-Venezia S, Schwartz D, Leavitt A, Carmeli Y. Predictorsof carbapenem-resistant Klebsiella pneumoniae acquisition among hospitalized adults andeffect of acquisition on mortality. Antimicrob Agents Chemother. 2008;52(3):1028-33.

[31] Cifuentes M, Garcia P, San Martin P, Silva F, Zuniga J, Reyes S, et al. First case detection blaKpcin Chile: from Italy to a public hospital in Santiago. Rev Chilena Infectol. 2012;29(2):224-8.

[32] Vila J, Marco F. Interpretive reading antimicrobial susceptibility of gram-negative bacilli nonfermenters. Infect Dis Clin. 2010;28(10):726-36.

[33] Shen J, Pan Y, Fang Y. Role of the outer membrane protein OprD2 in carbapenem-resistancemechanisms of Pseudomonas aeruginosa. PLoS One. 2015; 10(10):E0139995.

[34] Mandell GL, Bennett J, Dolin R. Infectious diseases: acquired immunodeficien-

cy syndrome. [Internet]. London: Elsevier Health Sciences Spain; 2012. http://www. 123library. org/book_details/? id=54681.

[35] Molina Cordero JE, Palomino J, Pachón J. Aminoglycosides and polymyxin. Infect Dis Clin. 2009;27(3):178-88.

[36] Jana S, Deb JK. Molecular understanding of aminoglycoside action and resistance. ApplMicrobiol Biotechnol. 2006;70(2):140-50.

[37] Pigrau C. Oxazolidinones and glycopeptides. Infect Dis Clin. 2003;21(3):157-65.

[38] Alós J-I. Quinolones. Infect Dis Clin. 2003;21(5):261-8.

[39] World Health Organization, editor. Antimicrobial resistance: a global reporton surveillance. Geneva: World Health Organization; 2014. p. 232.

[40] Spellberg B, Guidos R, Gilbert D, Bradley J, Boucher HW, Scheld WM, et al. The epidemic ofantibiotic-resistant infections: a call to action for the medical community from the infectiousdiseases society of America. Clin Infect Dis. 2008;46(2):155-64.

[41] European Centre for Disease Prevention and Control, editor. The bacterial challenge, time toreact: a call to narrow the gap between multidrug-resistant bacteria in the EU and the development of new antibacterial agents. Stockholm: ECDC; 2009. p. 42. ECDC/EMEA joint technical report.

[42] Klevens RM. Invasive methicillin-resistant Staphylococcus aureus: infections in the UnitedStates. JAMA. 2007;298(15):1763.

[43] CDC. The antibiotic resistance Threats in the United States, 2013 [Internet]. 2013. http://www. cdc. gov/drugresistance/pdf/ar-threats-2013-508. pdf.

[44] Abraham EP, Chain E. An enzyme from bacteria able to destroy penicillin. Nature. 1940;146(3713):837.

[45] Davies J, Davies D. Origins and evolution of antibiotic resistance. Rev Microbiol Mol Biol. 2010;74(3):417-33.

[46] Hvistendahl M. China takes aim at rampant antibiotic resistance. Science. 2012;336(6083):795.

[47] Walsh TR, Weeks J, Livermore DM, Toleman MA. Dissemination of NDM-1 positive bacteriain the New Delhi environment and Its Implications for human health: an environmental pointprevalence study. Lancet Infect Dis. 2011; 11(5):355-62.

[48] Laxminarayan R, Duse A, Wattal C, Zaidi AKM, Wertheim HFL, Sumpradit N, et al. Antibioticresistance-the need for global solutions. Lancet Infect Dis. 2013; 13(12):1057-98.

[49] Zaidi AK, Huskins WC, Thaver D, Bhutta ZA, Abbas Z, Goldmann DA. Hospital-acquiredinfections neonatal in developing countries. Lancet. 2005; 365 (9465):1175-88.

[50] Waters D, Jawad Ahmad IA, Lukšić I, Nair H, Zgaga L, et al. Aetiology of community-acquiredneonatal sepsis in low and middle income countries. J Glob Health. 2011; 1(2):154-70.

[51] AFI SA, FSR MA, Zaidi AK. Pan-resistant acinetobacter infection in neonates in Karachi, Pakistan. J Infect Dev Ctries. 2010; 4(1):30-7.

[52] Yigit H, Queenan AM, Anderson GJ, Domenech-Sanchez A, Biddle JW, Stewart CD, et al. Novel carbapenem-hydrolyzing-lactamase, KPC-1, from carbapenem-resistant strain ofKlebsiella pneumoniae. Antimicrob Agents Chemother. 2001; 45 (4): 1151-61.

[53] Perovic O, Chetty S, Iyaloo V. Antimicrobial resistance of Klebsiella pneumoniae andStaphylococcus aureus at sentinel sites in South Africa, San Francisco; 9-12 Sept 2014.

[54] Kumarasamy KK, Toleman MA, Walsh TR, Bagaria J, Butt F, Balakrishnan R, et al. Emergenceof a new antibiotic resistance mechanism in India, Pakistan, and the UK: a molecular, biological, and epidemiological study. Lancet Infect Dis. 2010; 10(9):597-602.

[55] Yong D, Toleman MA, Giske CG, Cho HS, Sundman K, Lee K, et al. Characterization of anew gene metallo-B-lactamase, blaNDM-1, and a novel erythromycin esterase gene carried ona unique genetic structure in Klebsiella pneumoniae sequence type 14 from India. AntimicrobAgents Chemother. 2009; 53 (12):

5046-54.

[56] Lowman W,Sriruttan C,Nana T,Bosman N,Duse A,Venturas J,et al. NDM-1 has arrived: first report of a carbapenem resistance mechanism in South Africa. South Afr Med J. 2011;101(12):873-5.

[57] Hanefeld J,Horsfall D,Lunt N,Smith R. Medical tourism: a cost benefit or to the NHS? PLoSOne. 2013;8(10):e70406.

[58] Datta S,Wattal C,Goel N,Oberoi JK,Raveendran R,Prasad KJ. A ten year analysis of multidrug resistant blood stream infections Escherichia coli caused by Klebsiella pneumoniae andin a tertiary care hospital. Indian J Med Res. 2012;135(6):907-12.

[59] Anupurba S,Sen MR,Nath G. BM Sharma,AK Gulati,TM Mohapatra. Prevalence of methicillin resistant Staphylococcus aureus in a tertiary referralhospital in eastern Uttar Pradesh. Indian J Med Microbiol. 2003;21(1):49-51.

[60] Tato M,Coque TM,Rucz-Garbajosa P,Painted V,Cobo J,Sader HS,et al. Clonal complexplasmid and epidemiology in the first outbreak of Enterobacteriaceae VIM-1 infection involving metallo-B-lactamase in Spain: toward endemicity? Clin Infect Dis. 2007;45(9):1171-8.

[61] Hooper DC. Mechanisms of action and resistance of older and newer fluoroquinolones. ClinInfect Dis. 2000;31(Suppl. 2):S24-8.

[62] Chung M,Antignac A,Kim C,Tomasz A. Comparative study of the susceptibilities of majorepidemic clone of methicillin-resistant Staphylococcus aureus to oxacillin and to the new broadspectrum cephalosporin ceftobiprole. Antimicrob Agents Chemother. 2008;52(8):2709-17.

[63] Croes S,Beisser PS,Terporten PH,Neef C,Deurenberg RH,Stobberingh EE. Diminishedin vitro antibacterial activity of oxacillin against clinical isolates of borderline oxacillinresistant Staphylococcus aureus. Clin Microbiol Infect. 2010;16(7):979-85.

[64] CLSI. Performance standards for antimicrobial susceptibility testing. Twentieth InformationalSupplement. Doc CLSI M100-S20. 2014.

[65] Stevens DL. The role of vancomycin in the treatment paradigm. Clin Infect-

Dis. 2006;42(Suppl1):S51-7.

[66] Howden BP,Johnson PDR,Charles PGP,Grayson ML. Failure of vancomycin for treatment ofmethicillin-resistant Staphylococcus aureus infections. Clin Infect Dis. 2004;39(10):1544.

[67] Moise-Broder PA,Sakoulas G,Eliopoulos GM,Schentag JJ,Forrest A,MoelleringRC. Accessory gene regulator group II polymorphism in methicillin-resistant Staphylococcusaureus is predictive of failure of vancomycin therapy. Clin Infect Dis. 2004;38(12):1700-5.

[68] van Hal SJ,Lodise TP,Paterson DL. The clinical significance of inhibitoryconcentrationin vancomycin minimum Staphylococcus aureus infections: a systematic review and meta-analysis. Clin Infect Dis. 2012;54(6):755-71.

[69] Cercenado E,Vicente MF,Diaz MD,Sanchez-Carrillo C,Sánchez-RubialesM. Characterizationof clinical isolates of beta-lactamase-negative,highly ampicillin-resistant Enterococcus faecalis. Antimicrob Agents Chemother. 1996;40(10):2420-2.

[70] Field R,Tenorio C,Rubio C,Castillo J,Torres C,Gómez-Lus R. Aminoglycoside-modifyingenzymes in high-level streptomycin and gentamicin resistant Enterococcus spp. in Spain. Int JAntimicrob Agents. 2000;15(3):221-6.

[71] Miriagou V,Cornaglia G,Edelstein M,Galani I,Giske CG,Gniadkowski M,et al. Acquiredcarbapenemases in gram-negative bacterial pathogens: detection and surveillance issues. ClinMicrobiol Infect. 2010;16(2):112-22.

[72] Walsh TR. Emerging carbapenemases: a perspective overall. Int J Antimicrob Agents. 2010;36:S8-14.

[73] Nicolau CJ,Oliver A. Carbapenemases species of the genus Pseudomonas. Infect Dis Clin. 2010;28:19-28.

[74] Mirelis B,Rivera A,Miró E,Mesa RJ,Navarro F,Coll P. A single phenotypic method for differentiation and chromosomal AmpC between acquired beta-lactamases in Escherichia coli. Infect Dis Clin. 2006;24(6):370-2.

[75] Liu C,Bayer A,Cosgrove SE,Daum RS,Fridkin SK,Gorwitz RJ,et al. Clinical practice guidelines by the infectious diseases society of America for the treatment

of methicillin - resistantStaphylococcus aureus infections in adults and children. Clin Infect Dis. 2011;52(3):e18-55.

[76] Miller WR, Munita JM, Arias CA. Mechanisms of antibiotic resistance in enterococci. ExpertRev Anti Infect Ther. 2014;12(10):1221-36.

[77] Thomson KS, Moland ES. Cefepime, piperacillin-tazobactam, and the inoculum effect in testswith extended-spectrum beta-lactamase-producing Enterobacteriaceae. Antimicrob AgentsChemother. 2001;45(12):3548-54.

[78] Paterson DL, Ko W-C, Von Gottberg A, Mohapatra S, Casellas JM, Goossens M, et al. Antibiotic therapy for Klebsiella pneumoniae bacteremia: implications of production ofextended-spectrum-lactamases. Clin Infect Dis. 2004;39(1):31-7.

[79] Tumbarello M, Viale P, Viscoli C, Trecarichi MS, Tumietto F, Marchese A, et al. Predictorsof mortality in bloodstream infections caused by Klebsiella pneumoniae K. pneumoniae carbapenemase- producing: importance of combination therapy. Clin Infect Dis. 2012;55(7):943-50.

[80] Morrill HJ, Pogue JM, Kaye KS, LaPlante KL. Treatment options for carbapenem-resistantEnterobacteriaceae infections. Open Forum Infect Dis. 2015;2(2):ofv050.

[81] Psichogiou M, Tassios PT, Avlamis A, Stefanou I, Kosmidis C, Platsouka E, et al. Ongoing epidemic of blaVIM-1-positive Klebsiella pneumoniae in Athens, Greece: a prospective survey. JAntimicrob Chemother. 2007;61(1):59-63.

[82] Daikos GL, Panagiotakopoulou A, Tzelepi E, Loli A, Tzouvelekis LS, Miriagou V. Activityof imipenem against VIM metallo-β-1-lactamase-producing Klebsiella pneumoniae in themurine thigh infection model. Clin Microbiol Infect. 2007;13(2):202-5.

[83] Bulik CC, Christensen H, Li P, Sutherland CA, Nicolau DP, Kuti JL. Comparison of the activity of human simulated, high-dose, prolonged infusion of meropenem against Klebsiella pneumoniae producing the KPC carbapenemase versus that against Pseudomonas aeruginosa in anin vitro pharmacodynamic model. Antimicrob Agents Chemother. 2010;54(2):804-10.

[84] Bulik CC, Nicolau DP. In vivo efficacy of simulated human dosing regimens of prolongedinfusion doripenem-producing Klebsiella pneumoniae againstcarbapenemase. AntimicrobAgents Chemother. 2010;54(10):4112-5.

[85] Daikos GL, Tsaousi S, Tzouvelekis LS, Anyfantis I, Psichogiou M, Argyropoulou A, et al. Carbapenemase-producing Klebsiella pneumoniae bloodstreaminfections: lowering mortality by antibiotic combination schemes and the role of carbapenems. Antimicrob AgentsChemother. 2014;58(4):2322-8.

[86] Pournaras S, Vrioni G, Neou E, Dendrinos J, Dimitroulia E, Poulou A, et al. Activity oftigecycline alone and in combination with colistin and meropenem against Klebsiella pneumoniae carbapenemase (KPC)-producing Enterobacteriaceae strains by time-kill assay. Int JAntimicrob Agents. 2011;37(3):244-7.

[87] Hsu AJ, Tamma PD. Treatment of multidrug-resistant gram-negative infections in children. Clin Infect Dis. 2014;58(10):1439-48.

[88] Hong JH, Clancy CJ, Cheng S, Shields RK, Chen L, Doi Y, et al. Characterization of porinexpression in Klebsiella pneumoniae carbapenemase (KPC)-producing K. pneumoniae isolates identifies most susceptible to the combination of colistin and carbapenems. AntimicrobAgents Chemother. 2013;57(5):2147-53.

[89] Clancy CJ, Chen L, Hong JH, Cheng S, Hao B, Shields RK, et al. Mutations of the ompK36porin gene and promoter sequence impact responses of type 258, KPC-2-producing Klebsiellapneumoniae strains to doripenem and doripenem-colistin. Antimicrob Agents Chemother. 2013;57(11):5258-65.

第九章　脓毒症管理:脓毒症和脓毒性休克的非抗生素治疗

Manuel Garay-Fernández 著

宋高飞　刘韶华　译　裴辉　李洪强　校

一、导言

脓毒症是危重病患者的常见诊断,是导致患者入院的主要原因。EPIC Ⅱ是一项为期 1 天的调查 ICU 感染发病率的研究,涉及来自 75 个国家的 1265 个 ICU 的 14 000 余位患者,其中 7000 位患者存在感染。最常见的感染部位是肺部(64%),其次是腹部(20%)、血液(15%),最后是尿路(14%)。感染患者的 ICU 病死率是非感染患者的 2 倍多(25% vs. 11%,$P < 0.001$),院内病死率也是如此(33% vs. 15%,$P< 0.001$),感染患者的院内死亡风险增加 1.51 倍(95%CI:1.36 ~ 1.68,$P< 0.001$)。

1992 年,美国胸科医师学会和危重病医学学会(SCCM)根据感染患者的临床表现和实验室异常检查结果制定了一系列定义[2],包括全身炎症反应综合征(SIRS)、脓毒症、严重脓毒症和脓毒性休克,认识到感染会导致机体产生一系列反应,从急性炎症发展到器官功能障碍。这些定义是脓毒症研究的基础,确立了脓毒症患者病理生理学的认知和治疗的演变方向,从此以后成为临床试验设计的主要依据。当然,也有一些学者质疑这些定义的实用性和有效性[3]。

2016 年,欧洲重症医学学会和 SCCM 发表了新的共识定义[4]和相关的临床标准,包括一些变化:①对 SIRS 和严重脓毒症进行了重新评估;②脓毒症被定义为宿主对感染反应失调引起的危及生命的器官功能障碍;③器官功能障碍是通过 SOFA(序贯器官衰竭评估)评分较基线的变化定义的;④脓毒性休克被定义为脓毒症亚型,其中潜在的循环或代谢异常增加了死亡率。

这些变化可能需要重新思考不同临床试验的设计、开展和结果。

对临床医生来说,脓毒症的治疗是一个挑战,包括合理应用抗生素,因为可以改善预后。本章旨在阐述其他干预措施和早期目标导向复苏治疗脓毒性休克患者的证据。

二、治疗策略

2001 年,Rivers 在一项研究[5]中引入了早期目标导向治疗(EGDT)的概念。

研究认为,EGDT 可以提高脓毒症休克患者的生存率。EGDT 方案包括一系列需要在前 6 h 内完成的干预措施,包括在液体复苏期间置入中心静脉导管控制血流动力学变量。液体复苏将根据中心静脉压(CVP)、平均动脉压(MAP)和中心静脉氧饱和($ScvO_2$)进行调整。2004 年,拯救脓毒症运动(SSC)被纳入脓毒症护理"包"或"束",至今仍在重症监护室中[6]使用。

虽然人们广泛认同早期诊断和尽早使用抗生素可以提高脓毒症患者的生存率[7],但早期复苏和血流动力学监测的方法仍有争议[8]。既往也有研究表明,在危重患者中,CVP 并非一个良好的容量反应性监测指标[9]。EGDT 试验的发表引起了很多争议,特别是在研究者们不能复制 Rivers 研究的积极结果时。这一新的证据可能对未来的 SSC 指南和临床实践产生重要影响。

三、初步管理

2013 年发布的 SSC 指南[6]建议在感染性休克的前 6h 进行目标复苏。这种复苏策略要求测量特定的指标以指导静脉补液,包括 CVP 达到 8~12 mmHg,$ScvO_2$ 达 70% 以上等。SSC 指南建议给予至少 30mL/kg 的液体量,并通过留置中心静脉导管监测血流动力学变化,充分液体复苏后仍存在低血压者,需应用血管活性药物维持 MAP≥65 mmHg,低心排患者可给予强心药物应用。对于前 6 h 内 $ScvO_2$ 持续低于 70% 的患者,SSC 指南建议输血以维持患者的红细胞压积(HCT)在 30% 以上(图 9.1)。

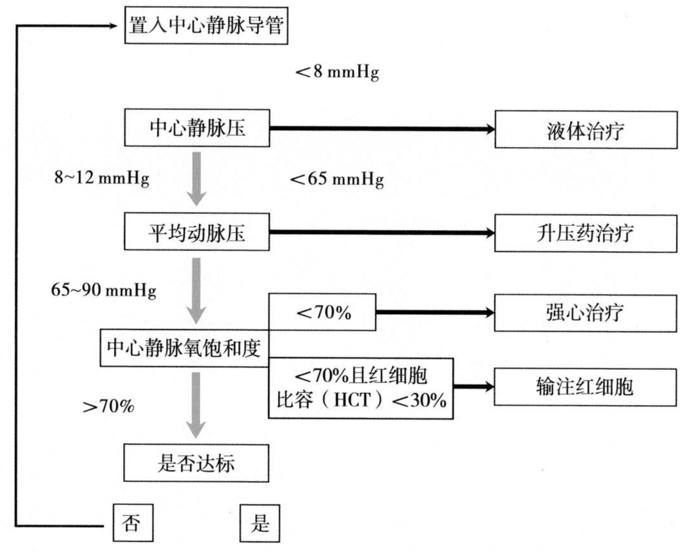

图 9.1 改编自 Rivers 的治疗方案[5]

在感染性休克的前 6 h,针对早期目标的治疗方案需要放置中心静脉导管(CVC),同时监测中心静脉压(CVP)和中心静脉氧饱和度($ScvO_2$)。用液体、血管活性药物和输血达到特定的目标:CVP 8~12 mmHg,平均动脉压(MAP)≥ 65 mmHg,$ScvO_2$≥70%。对于低心排的患者,即使血容量充足且 MAP 不低于 65 mmHg,也应给予强心治疗。对于 $ScvO_2$ 较低和红细胞压积(HCT)低于 30%的患者建议输血。最近的临床对照试验对这种方法在降低脓毒性休克患者病死率方面的有效性提出了质疑。

这些建议主要基于 Rivers 试验的证据,该试验表明 EGDT 可将住院病死率的绝对风险降低 16%[5]。Rivers 研究之后的一些试验也显示,接受 EGDT 的患者有更好的临床结局[10-13]。然而这些试验大多数并不是随机对照研究,因此有倾向性选择偏差和混杂变量。此外,EGDT 包含多项干预措施,且无法确定各项干预措施的权重,因此不能确定每一种干预措施对降低死亡率的影响。

四、早期目标导向治疗的证据

有研究表明,接受早期目标导向治疗患者的病死率降低。但是,它们中的绝大多数都属于非随机对照研究。最近为了评估 EGDT 对脓毒性休克患者预后的影响,开展了 3 项多中心随机对照临床研究,即 ProCESS[14]、ARISE[15] 以及 ProMISE[16],这些演讲共纳入 4183 名患者。

PROCESS 研究在 31 家医院进行,共 1341 名患者被随机分为 3 组。第 1 组接受早期目标导向治疗,类似 Rivers 的治疗措施,通过放置中心静脉导管持续监测中心静脉压和中心静脉血氧饱和度,指导补液和药物治疗。第 2 组接受标准治疗,包括尽量使用外周静脉通路,不进行中心静脉压或中心静脉血氧饱和度监测,以及在血红蛋白<7. 5 g/dL 时才给予输血。给予充分的液体复苏,已达到复苏目标。第 3 组采用无预设方案的常规处理方式。在这 3 组中,对研究方案的遵守程度都很高。结果显示,第 1 组患者需要更多的血管活性药物、正性肌力药物和红细胞输注。然而,3 组患者的 60 天和 90 天发病率、病死率没有显著差异。

在 ARISE 研究中,1600 名患者被随机分为 2 组,接受 2 种不同的治疗策略:一组接受目标导向治疗,要求必须进行 PVC 和 $SvcO_2$ 的监测;另一组则接受了常规治疗,在复苏的前 6h,治疗决策由主治医师及其团队决定,且并未留置中心静脉导管。在澳大利亚,脓毒症的治疗不包括 SSC 推荐的目标导向复苏方案。前 6h 的标准治疗包括 SSC 推荐的较少的液体输注和早期使用血管活性药物。该研究在澳大利亚、新西兰、芬兰、香港和爱尔兰的 51 家城市和乡村医院进行。研究表明,2 组患者 90 天死亡率、28天住院死亡率、器官支持治疗或住院时间无显著性差异。

ProMISE 研究纳入了来自英格兰56家医院的1260名患者,他们被分配到目标导向治疗组或常规治疗组(不测量中心静脉压或 $ScvO_2$)。目标导向治疗组接受了更多的静脉输液、血管活性药物和红细胞输注,高级心血管支持天数更多,ICU 住院时间更长。然而,2组患者的90天病死率没有显著差异。

五、严重脓毒症和脓毒症休克中的血流动力学亚群(表型)

这些研究和 Rivers 的研究结果不一致:ProCESS、ARISE 和 ProMISE 试验报告的对照组病死率明显低于 Rivers 的原始试验,说明这些试验纳入的患者特征与 Rivers 试验不一样。这可能反映了自20世纪90年代以来重症医学治疗的进步,包括 SSC 早期诊断脓毒症和早期使用抗生素的指导方针的普及,因此被分配到常规治疗的患者在随机分组前往往已经接受了液体复苏和抗生素治疗。然而,滴定 CVP 和 $ScvO_2$ 进行液体复苏并不能为大多数患者带来生存获益。但尚不清楚初始复苏无容量反应性的患者是否能从 EGDT 措施中获益。最近的 EGDT 试验也没有说明当急性心衰风险增加时,CVP 和 $ScvO_2$ 监测是否能延迟或避免脓毒性休克患者进行机械通气。

在 EGDT 试验中,使用 SIRS 对高危患者进行早期评估和分层,监测乳酸和容量状态是所有治疗组的标准治疗。乳酸测定可以更早地发现休克,识别不受血管活性药物水平影响的死亡风险,并区别严重脓毒症和脓毒症休克[17]。与死亡率增加相关的事件包括休克和低血压、呼吸衰竭、心律失常,甚至在 ICU 住院6h的试验期之后也会发生心脏骤停[18]。早期检测血乳酸脓毒也可缩短脓毒症诊断的时间,尽早复苏,尽快进行急诊处理以及转入 ICU。乳酸值大于4 mmol/L 的患者,无论有无低血压,均与较高的住院病死率[19]显著相关。

研究开始时,高乳酸同时合并低 $ScvO_2$ 是脓毒症的一种独立的血流动力学亚型,该亚型增加了器官功能障碍和病死率的风险[20]。

六、中心静脉压和中心静脉氧饱和度的替代品

在脓毒性休克患者中,单纯提高血压和心排血量已被证明无法缓解和避免系统性器官衰竭。问题可能聚焦在疾病的病理生理学方面,人们的关注重点移向了对组织灌注的评估。因此,开展了一系列关于微小血管血流分析的实验室和临床

研究,揭示了一系列复杂的微循环异常,它们在疾病的早期出现,直接影响重要器官的功能和患者的预后。目前,研究的主要焦点在于如何在床边快速、准确地评估微循环,以及如何将这些信息整合到治疗决策中,如关于液体复苏或血管活性药物的使用方面。

混合静脉血 P(v-a)CO_2 和中心静脉血 P(cv-a) CO_2 中静脉动脉 pCO_2 的差异被认为是心血管系统清除外周组织产生的 CO_2 能力的标志[20]。V alleé 等[20]发表的认为 $SvcO_2$ 值为70%的复苏患者具有一定的反映组织低灌注的价值。但仅使用 $SvcO_2$ 可能不足以指导治疗。尽管 $SvcO_2$ 值"合适",但 *P* 值(v-a) CO_2 大于 6 mmHg 仍然可以定义为持续性低灌注。定义低灌注和指导复苏治疗的临界值仍在评估中。

最近的研究表明,在脓毒性休克早期,静脉-动脉二氧化碳和动静脉氧差($Cv-aCO_2/Da-vO_2$)相结合可以增加乳酸测定的预后价值。

七、乳酸价值及其在脓毒症患者治疗中的应用

血清乳酸在脓毒症患者中非常重要。最新的 SSC[6] 指南将其作为脓毒症和严重脓毒症的诊断标准,当乳酸浓度超过 1 mmol/L 诊断为脓毒症,乳酸浓度超过 4 mmol/L 则被认为是脓毒症导致了严重的组织灌注不足。此外,SSC 建议在前 6 h 内以乳酸值作为复苏的指标。

乳酸可以反映组织灌注不足的指标,是判断复苏是否成功的重要指标。最近的研究集中在乳酸是一个危险分层生物标志物,还是单纯的器官功能障碍的附加测量值方面。

一项单中心观察性研究[22],纳入急诊室的 830 例严重脓毒症患者,根据乳酸水平分为 3 组,低风险组为小于 2 mmol/L,中风险组为 2~3.9 mmol/L,高风险组为 4 mmol/L 以上。最终发现,低风险组、中风险组和高风险组的 28 天病死率分别是 15.4%、37%、46.9%。而在无休克的患者中,3 组的病死率分别为 8.7%、16.4%和 31.8%。在调整混杂变量后,如 APACHE Ⅱ,发现初始血清乳酸水平与高病死率相关,且独立于多器官功能障碍的发生。

八、脓毒性休克的最佳平均血压

SSC 建议对持续低血压的患者使用 30 mL/kg 液体复苏并开始血管活性药物

治疗。低血压的定义是收缩压小于 90 mmHg，平均动脉压小于 65 mmHg 或平均血压下降大于 40 mmHg。长时间持续低血压已被确定为死亡[23,24]的标志。

对于低血压的患者，尽管充分补液后 CVP 达到 8～12 mmHg 或出现心源性肺水肿症状，SSC 还是建议继续使用血管活性药物维持血压。因为已有的随机对照试验的证据证明了血管活性药物对难治性脓毒性休克患者的益处。SSC 目前建议在[6]治疗的前 6 h 内 MAP 不低于 65 mmHg。考虑到急性冠脉功能不全和肝或肾缺血的风险，除动脉粥样硬化或高血压患者外，不建议设定高血压目标[25]。这一建议是基于一些观察性研究和 Bourgoin 等人的一项小型随机试验的证据，这些研究表明，更高的血压目标并不能改善组织缺氧或者病死率。

2014 年，Asfar 等人[27]发表了涉及 776 例感染性休克患者的 SEPSISPAM 研究。这项研究试图明确合并高血压的感染性休克患者是否从 MAP 靶标为 80～85 mmHg 的治疗中获益，最终发现低 MAP 与高 MAP 患者之间的病死率没有显著差异。他们还发现，高 MAP 目标组的房颤发生率明显高于低 MAP 目标组（6.7% vs. 2.8%，$P=0.02$）。与低 MAP 组相比，接受高 MAP 治疗的高血压患者需要肾替代治疗的可能性明显降低，但生存率并不增加。这些结果支持大多数感染性休克患者的 MAP 维持目标为 65 mmHg，更高的 MAP 数值（75～85 mmHg）可以降低合并高血压患者的并发症发生率。

SEPSISPAM 研究结束后，发表了 2 篇评价脓毒症患者最佳平均动脉压的系统综述。Vincent 等人[28]得出结论，在脓毒性休克患者的异质人群中，MAP 在 65 mmHg 和 85 mmHg 之间的患者生存率没有差异。在有高血压病史的患者中，MAP 数值大于 75 mmHg 可以降低急性肾损伤的发病率。

九、脓毒症患者的输血治疗：自由与保守策略

根据 Rivers 提出的方案，中心静脉血氧饱和度低于 70% 和红细胞压积低于 30% 的脓毒症患者需要接受输血治疗。根据这种治疗策略，目标导向治疗组较对照组接受了更多的红细胞输注。尽管 EGDT 的一系列治疗使脓毒症患者获益，但很难确定输血治疗是否对脓毒症患者的治疗有益。

在加拿大 22 个重症监护病房进行的 TRICC 研究[29]，纳入了 838 名患者，随机分为 2 组，一组采用保守的输血策略，即血红蛋白低于 7 g/dL 才给予输血；另一组采用积极的输血策略，即患者在血红蛋白低于 10 g/dL 时即给予输血，2 组患者的 30 天总病死率的没有显著差异（18.7% vs. 23.3%，$P=0.11$）。在脓毒症休克亚

组中,病死率也无差异(22.8% vs. 29.7%,$P=0.36$)。在危重症患者中,限制性输注红细胞策略至少与积极输血策略一样有效,甚至可能优于积极输血策略,但急性心肌梗死和不稳定型心绞痛患者可能例外。

2014年,斯堪的纳维亚重症监护试验小组(Scandinavian Critical Care Trials Group)发布了TRISS研究[30],包括来自32个重症监护病房的998名患者。第1组(低阈值组)的输血阈值为7 g/dL,第2组(高阈值组)的输血阈值为9 g/dL。第1组患者平均需要输注1个单位红细胞,第2组平均需要输注4个单位红细胞。两组患者的病死率(OR:0.94;95% CI:0.78~1.09;$P=0.44$),缺血事件和高级生命支持需求均无显著差异。

目前正在进行的一些研究将为我们提供关于如何更好地使用这些治疗策略的宝贵信息。TARTARE-2S临床试验[30]旨在比较组织灌注指数指导的复苏目标与大循环值对脓毒性休克患者的影响。

十、液体的选择

液体复苏目前被认为是早期脓毒症管理的重要组成部分,静脉补液是脓毒症患者复苏的重要阶段。自从开始液体复苏,关于危重患者最好的液体类型一直存在争论。理想的脓毒症患者复苏液体不但需要具有与血浆类似的置换体积和电解质含量,还需要具有经济学优势,且可以改善患者预后。目前缺乏理想的复苏液体,液体类型应在平衡每个脓毒症患者的风险和获益之后进行选择。复苏液体一般分为晶体液和胶体液。

(一)胶体

为了静脉液体复苏的有效性,建议尽早补液,同时应避免应用羟乙基淀粉(HES)或明胶。该结论由斯堪的纳维亚危重护理试验小组的研究证明[30],与接受醋酸林格治疗的患者相比,接受HES 130/0.42治疗的严重脓毒症患者在90天内死亡风险增加,需要肾脏替代治疗的风险增加。

生理盐水与白蛋白(SAFE)的研究[31]纳入了近7000名危重患者,在ICU住院期间随机接受4%白蛋白或0.9%的氯化钠进行液体复苏。最终发现,白蛋白组的复苏液体量略少,但两组患者的心率和MAP无显著差异。总的来说,白蛋白和生理盐水复苏组之间的28天病死率没有差异。然而亚组分析表明,对严重脓毒症患者($N=1218$),白蛋白可降低住院病死率(OR:0.87;95% CI:0.74~1.02)。

白蛋白在脓毒症患者中的应用仍有争议,其对脓毒症患者的益处还没有明确。在 2014 年发表的 ALBIOS 研究[32]中,使用白蛋白加晶体液体复苏与仅使用晶体液体复苏相比,28 天病死率没有显著差异。Patel[33]发表的荟萃分析纳入了 16 项临床试验,共包括超过 4000 名严重程度的脓毒症成人患者,结果显示接受白蛋白复苏患者的全因病死率没有降低。

(二)晶体

晶体含有离子溶液,离子决定了它的张力,并且可以通过毛细血管膜自由扩散。等渗晶体液是世界上最常用的静脉输液类型,也是脓毒症[34]复苏的首选静脉液体。

一项由 Bellomo 等人发表的[35]包含 1533 名患者的研究,试图评估高钠盐水与低钠盐水的复苏策略的优劣,结果表明高钠盐水与急性肾衰竭的发生和开始肾脏替代治疗的风险增加相关。

Young 发表了[36]双盲 SPLIT 临床研究,该研究纳入了新西兰的 2278 名患者。结果表明,平衡盐溶液和盐水相比,急性肾衰的发生率没有降低。本研究中包括的人群"肾衰竭"的风险为较低至中等,静脉补液量低于平均的 2L,意味着被评估的患者存在较高的低血容量风险。

十一、复苏液体量

很多年来,在脓毒症休克患者复苏初期给予大量静脉液体输注被认为是标准的治疗方法。一些流行病学质量有限的临床试验支持这种方法。目前这一证据产生了变化,现在的建议是支持负平衡和限制性液体治疗,以提高 ICU 患者的生存率。

在 Wiedemann 发表的一项临床试验中,1000 名急性呼吸窘迫综合征(ARDS)患者被随机分为 2 组:保守治疗组和积极治疗组。接受保守治疗的患者氧合改善,无机械通气天数增加(14.6 vs. 12.1,$P < 0.001$)。同时,保守治疗组患者的生存有改善的趋势(25.5% vs. 28.4%,$P = 0.3$),透析的可能性较低(10% vs. 14%,$P = 0.06$)。

大量输液会导致体重增加和机体水肿。在 Kelm 等人[38]发表的研究中,因病情严重输入过量的液体可能导致液体过负荷,从而使患者更有可能接受胸腔穿刺放液治疗,应用更多的利尿剂,并将导致住院病死率增加(OR:1.92,CI:1.16~

3.22)。在接受 EGDT 治疗的严重脓毒症和脓毒性休克患者中,持续性液体过负荷的临床症状多见,并且导致更多的医疗干预措施和更高的住院病死率。

十二、血管活性药物的使用

尽管有临床对照试验对感染性休克复苏阶段血管活性药物的应用提出来建议,但关于血管升压药物的开始时间仍存在争议。大多数研究建议在至少使用 2L 或 3L 晶体液后使用血管升压药物。生理学上认为,在开始血管加压支持之前,必须保证有效的血管内容量,有足够的液体填充静脉血管床,增加静脉回流,从而增加前负荷[39]。

库马尔[40]的回顾性研究包括近 3000 名脓毒性休克患者,目的是评估血管加压素的使用与静脉输液之间的相互作用,发现在前 6h 使用血管加压素同时在第 1h 使用最少 1L 静脉输液的患者的死亡率有所降低。

2011 年发表了一篇纳入 23 项关于脓毒性休克患者临床试验的系统文献综述。该文献没有找到证据支持哪一种血管活性药物素是最好的[41]。2012 年发表的一项荟萃分析表明,与使用去甲肾上腺素[42]相比,使用多巴胺的患者死亡率更高。最新的 SSC 管理指南建议使用去甲肾上腺素作为首选的血管活性药物,当患者未能达到理想的目标血压时,肾上腺素或低剂量血管加压素作为次选方案。

Vanish 在 2016 年发表的 VANISH 研究[43]的主要目的是比较血管加压素与去甲肾上腺素对感染性休克患者肾衰竭发生率的影响。最终结论表明,在脓毒性休克的患者中,早期使用血管加压素与去甲肾上腺素相比,没有减少肾衰竭的天数(表 9.1)。

表 9.1 脓毒症患者治疗中的疗效评价

出版物	干预	患者数量	评估结局	结果
Early goal-directed therapy(2001)	常规治疗 vs. 前 6 小时以目标为导向的液体复苏	严重脓毒症患者 263 例	死亡率	死亡率降低 RR 0.58 (0.38~0.87)
SAFE (2004)	4%复苏白蛋白 vs. 晶体	脓毒性休克 7000 例	死亡率	各组包括脓毒症亚组无差异 RR 0.87 (0.74~1.02)

续表

出版物	干预	患者数量	评估结局	结果
6S TRIAL (2012)	6% 羟乙基淀粉复苏 vs. 乳酸林格氏液	严重脓毒症患者 804 例	90 天后开始透析或死亡	死亡率上升 (1.01~1.36)，透析 RR 1.35 (1.01~1.80)
ProCESS (2014)	3 组脓毒性休克早期治疗：常规治疗 vs. EGDT vs. 标准疗法	脓毒性休克 1341 例	60 天死亡率	3 组无差异 RR 1.15 (0.88~1.51)
ARISE (2014)	感染性休克常规治疗 vs. EGDT	脓毒性休克 1600 例	60 天死亡率	2 组无差异 AD−0.3% (−4.1~3.6%)
ALBIOS (2014)	20% 白蛋白 + 晶体液 vs. 晶体液	严重脓毒症患者 1818 例	28 天死亡率	无差异 RR 1.00 (0.87~1.14)
SEPSISPAM (2014)	血压目标 MAP80~85mmHg vs. 65~70mmHg	脓毒性休克 776 例	28 天死亡率	无差异 HR 1.07 (0.84~1.38)
TRISS (2014)	目标血红蛋白 7 g/dL vs. 9 g/dL	脓毒性休克 1005 例	90 天死亡时间	无差异 RR 0.94 (0.78~1.09)
ProMISE (2015)	早期治疗脓毒性休克：EGDT 疗法 vs. 常规疗法	脓毒性休克 1260 例	90 天死亡率	无差异 RR 1.01 (0.85~1.20)
SPLIT (2015)	用晶体液 vs. 生理盐水复苏	有晶体要求的患者	90 天急性肾损伤	无差异 RR 1.04 (0.80~1.36)
VANISH (2016)	使用血管加压素 vs. 去甲肾上腺	脓毒性休克 409 例	28 天肾衰竭	无差异 RR −2.3 (−13.0%~8.5%)

十三、血糖的控制

尽管对脓毒症患者血糖控制的评估取得了进展,但仍有许多问题未得到解决。NICE-SUGAR 研究[44]显示,与血糖低于 180 mg/dL 相比,严格的血糖控制(控制目标为 80~110 mg/dL)与 90 天病死率升高相关(OR:1.14;CI:1.02~1.28)。目前,SSC 指南建议使用胰岛素维持血糖目标低于 180 mg/dL。

十四、血凝和脓毒症

由于蛋白 C 的抗炎特性,建议在体外使用高剂量的蛋白 C 降低炎症细胞因子(如 IL-1 或 TNF-α)的表达。蛋白 C 的其他活性已经被证明,如激活蛋白 C(APC),它可以调节内皮细胞功能,保护内皮屏障免受凝血酶诱导的破坏[45]。这一机制涉及通过鞘氨醇-1-磷酸和 Rho 激酶途径与内皮蛋白 C 受体(EPCR)和 PAR-1 相互作用。APC 还能调节由 EPCR 介导的白细胞趋化。

在过去的 10 年中,蛋白质 C 通路越来越被认为是凝血和炎症的重要参与者,并促进了关于它们在脓毒症和急性肺损伤(ALI)中作用的研究。在最近的一项多中心临床、全球严重脓毒症评估(PROWESS)试验中,APC 治疗在脓毒症[46]患者中产生了显著的生存效益。亚组分析表明,在肺部感染的患者中,APC 与安慰剂相比,呼吸衰竭的恢复更快,无机械通气天数增加(14.3 d vs. 13.2 d,$P=0.049$)。与一般人群[47]相比,重症社区获得性肺炎患者的生存效益保持不变。然而随后的研究没有显示出 APC 对 ARDS 或 ALI[48]患者的益处。

旨在减少凝血的不同疗法已经尝试了 20 多年,但都没有成功。虽然抗凝血酶Ⅲ(ATⅢ)和组织因子途径抑制剂(TFPI)在动物模型中成功地治疗了脓毒症和 ALI,但在[48,49]随后的大型随机人类试验中,两者都没有提高生存率。

重组组织因子通路抑制剂(tifacogin)已被应用到严重脓毒症患者的Ⅱ期试验。虽然没有显示出统计学上显著的生存效益,但在使用 tifacogin 治疗的患者中,28 天的病死率相对降低了 20%,同时器官功能障碍也得到了改善。用重组 TFPI 治疗的脓毒症和严重 ARDS 患者病死率降低(分别为 37% 和 57%),同时肺功能得到了改善。然而,在第 3 阶段试验[50]中,tifacogin 在严重脓毒症患者中的有效性尚未得到证实。在 2011 年发表的 CAPTIVE 研究中,纳入了重症社区获得性肺炎患者。尽管有生物活性的证据,Tifacogin 治疗在这组患者中并没有显示出病死率获益。大剂量抗凝血酶Ⅲ(ATⅢ)对脓毒症的死亡率无影响[51]。

十五、评价与发展的经验

一些创新疗法目前正在评估和开发中。到目前为止,很少有治疗措施可以显著改善脓毒症和脓毒性休克患者的病死率。在控制早期脓毒症患者炎症反应上经历了数次失败后,人们对新疗法的研究集中在脓毒症早期生物标志物的开发上[52]。

重症患者死亡的主要原因为多器官衰竭,因此也设计了一些策略,寻求如何使机体更好地应对感染:内皮细胞的功能障碍和屏障损伤[53],通过控制炎症的激活通路[54]阻断炎症的放大效应,以及使用间充质细胞减少炎症,从而改善脓毒症[55,56]的结局等。总体评价疗法旨在改善宿主对感染引起攻击的反应。

十六、结论

除了早期使用抗生素外,脓毒症和脓毒性休克患者的治疗还包括其他措施。目前的临床研究评估了一系列治疗措施,最终显示,能够影响重症患者生存的真正因素可能尚未被人类找到。但目前已有的证据表明,早期识别和目标导向治疗,早期使用晶体液复苏并防止机体水肿,被认为是值得推荐的治疗方法。去甲肾上腺素为首选的血管活性药物,具体血压维持目标需考虑患者既往是否合并高血压病史。从一些临床试验中获得的证据支持对血糖采取较宽松的管理(<180 mg/dL)而不是严格控制(80~100 mg/dL)。正在进行中的临床试验将根据遗传因素、内型和表型提供关于个性化干预的有效性评价。

参考文献

[1] Vincent JL, Rello J, Marshall J, Silva E, Anzueto A, Martin CD, Moreno R, Lipman J, Gomersall C, Sakr Y, Reinhart K, EPIC Ⅱ Group of Investigators. International study of the prevalence and outcomes of infection in intensive care units. JAMA. 2009;302(21):2323-9.

[2] American College of chest physicians/society of critical care medicine consensus conference: definitions for sepsis and organ failure and guidelines forthe use of

innovative therapies in sepsis. Crit Care Med. 1992;20(6):864-74.

[3] Churpek MM,Zadravecz FJ,Winslow C,Howell MD,Edelson DP. Incidence and prognostic value of the systemic inflammatory response syndrome and organ dysfunctions in ward patients. Am J Respir Crit Care Med. 2015; 192 (8): 958-64.

[4] Singer M,Deutschman CS,Seymour CW,Shankar-Hari M,Annane D,Bauer M, Bellomo R,Bernard GR,Chiche JD,Coopersmith CM,Hotchkiss RS,Levy MM, Marshall JC,Martin GS,Opal SM,Rubenfeld GD,van der Poll T,Vincent JL,Angus DC. The third international consensus definitions for sepsis and septic shock (sepsis-3). JAMA. 2016;315(8):801-10.

[5] Rivers E,Nguyen B,Havstad S,Ressler J,Muzzin A,Knoblich B,Peterson E, Tomlanovich M,Early Goal-Directed Therapy Collaborative Group. Early goal-directed therapy in the treatment of severe sepsis and septic shock. N Engl J Med. 2001 Nov 8;345(19):1368-77.

[6] Dellinger RP,Levy MM,Rhodes A,Annane D,Gerlach H,Opal SM,Sevransky JE,Sprung CL,Douglas IS,Jaeschke R,Osborn TM,Nunnally ME,Townsend SR, Reinhart K,Kleinpell RM,Angus DC,Deutschman CS,Machado FR,Rubenfeld GD,Webb S,Beale RJ,Vincent JL,Moreno R,Surviving Sepsis Campaign Guidelines Committee including The Pediatric Subgroup. Surviving sepsis campaign: international guidelines for management of severe sepsis and septic shock, 2012. Intensive Care Med. 2013;39(2):165-228.

[7] Barochia AV,Cui X,Vitberg D,Suffredini AF,O´Grady NP,Banks SM,Minneci P,Kern SJ, Danner RL, Natanson C, Eichacker PQ. Bundled carefor septic shock: an analysis of clinical trials. Crit Care Med. 2010;38(2):668-78.

[8] Marik PE. Early management of severe sepsis: concepts and controversies. Chest. 2014;145(6):1407-18.

[9] Marik PE,Baram M,Vahid B. Does central venous pressure predict fluid responsiveness? A systematic review of the literature and the tale of sevenmares. Chest. 2008;134(1):172-8.

[10] Gao F,Melody T,Daniels DF,Giles S,Fox S. The impact of compliancewith 6-hour and 24-hour sepsis bundles on hospital mortality in patients with severe

sepsis: a prospective observational study. Crit Care. 2005;9(6):R764-70.

[11] Nguyen HB, Corbett SW, Steele R, Banta J, Clark RT, Hayes SR, Edwards J, Cho TW, Wittlake WA. Implementation of a bundle of quality indicators for the early management of severe sepsis and septic shock is associated with decreased mortality. Crit Care Med. 2007 Apr;35(4):1105-12.

[12] Ferrer R, Artigas A, Levy MM, Blanco J, González-Díaz G, Garnacho-Montero J, Ibáñez J, Palencia E, Quintana M, de la Torre-Prados MV, Edusepsis Study Group. Improvement in process of care and outcome after a multicenter severe sepsis educational program in Spain. JAMA. 2008;299(19):2294-303.

[13] Levy MM, Rhodes A, Phillips GS, Townsend SR, Schorr CA, Beale R, Osborn T, Lemeshow S, Chiche JD, Artigas A, Dellinger RP. Surviving sepsis campaign: association between performance metrics and outcomes in a 7.5-year study. Crit Care Med. 2015;43(1):3-12.

[14] Investigators PCESS, Yealy DM, Kellum JA, Huang DT, Barnato AE, Weissfeld LA, Pike F, Terndrup T, Wang HE, Hou PC, LoVecchio F, Filbin MR, Shapiro NI, Angus DC. A randomized trial of protocol-based care forearly septic shock. N Engl J Med. 2014;370(18):1683-93.

[15] Investigators ARISE, ANZICS Clinical Trials Group, Peake SL, Delaney A, Bailey M, Bellomo R, Cameron PA, Cooper DJ, Higgins AM, Holdgate A, Howe BD, Webb SA, Williams P. Goal-directed resuscitation for patients with early septic shock. N Engl J Med. 2014;371(16):1496-506.

[16] Mouncey PR, Osborn TM, Power GS, Harrison DA, Sadique MZ, Grieve RD, Jahan R, Harvey SE, Bell D, Bion JF, Coats TJ, Singer M, Young JD, Rowan KM, ProMISe Trial Investigators. Trial of early, goal-directed resuscitation for septic shock. N Engl J Med. 2015;372(14):1301-11.

[17] Thomas-Rueddel DO, Poidinger B, Weiss M, Bach F, Dey K, Häberle H, Kaisers U, Rüddel H, Schädler D, Scheer C, Schreiber T, Schürholz T, Simon P, Sommerer A, Schwarzkopf D, Weyland A, Wöbker G, Reinhart K, Bloos F; Medical Education for Sepsis Source Control and Antibiotics Study Group. Hyperlactatemia is an independent predictor of mortality and denotes distinct subtypes of severe sepsis and septic shock. J Crit Care. 2015;30(2):439.e1-439.e6.

[18] Chao PW, Chu H, Chen YT, Shih YN, Kuo SC, Li SY, Ou SM, Shih CJ. Long-term outcomes in critically ill septic patients who survived cardiopulmonary resuscitation. Crit Care Med. 2016;44(6):1067-74.

[19] Casserly B, Phillips GS, Schorr C, Dellinger RP, Townsend SR, Osborn TM, Reinhart K, Selvakumar N, Levy MM. Lactate measurements in sepsis-induced tissue hypoperfusion: results from the surviving sepsis campaign database. Crit Care Med. 2015 Mar;43(3):567-73.

[20] Vallée F, Vallet B, Mathe O, Parraguette J, Mari A, Silva S, Samii K, Fourcade O, Genestal M. Central venous-to-arterial carbon dioxide difference: an additional target for goal-directed therapy in septic shock? Intensive CareMed. 2008;34(12):2218-25.

[21] Ospina-Tascón GA, Umaña M, Bermúdez W, Bautista-Rincón DF, Hernandez G, Bruhn A, Granados M, Salazar B, Arango-Dávila C, De Backer D. Combination of arterial lactate levels and venous-arterial CO_2 to arterial-venous O_2 content difference ratio as markers of resuscitation in patients with septic shock. Intensive Care Med. 2015;41(5):796-805.

[22] Mikkelsen ME, Miltiades AN, Gaieski DF, Goyal M, Fuchs BD, Shah CV, Bellamy SL, Christie JD. Serum lactate is associated with mortality in severe sepsis independent of organ failure and shock. Crit Care Med. 2009; 37 (5): 1670-7.

[23] Varpula M, Tallgren M, Saukkonen K, Voipio-Pulkki LM, Pettilä V. Hemodynamic variables related to outcome in septic shock. Intensive Care Med. 2005; 31(8):1066-71.

[24] Cecconi M, De Backer D, Antonelli M, Beale R, Bakker J, Hofer C, Jaeschke R, Mebazaa A, Pinsky MR, Teboul JL, Vincent JL, Rhodes A. Consensus on circulatory shock and hemodynamic monitoring. Task force of theEuropean Society of Intensive Care Medicine. Intensive Care Med. 2014;40(12):1795-815.

[25] Thooft A, Favory R, Salgado DR, Taccone FS, Donadello K, De Backer D, Creteur J, Vincent JL. Effects of changes in arterial pressure on organ perfusion during septic shock. Crit Care. 2011;15(5):R222.

[26] Bourgoin A, Leone M, Delmas A, Garnier F, Albanèse J, Martin C. Increasing

mean arterial pressure in patients with septic shock: effects on oxygenvariables and renal function. Crit Care Med. 2005;33(4):780-6.

[27] Asfar P, Meziani F, Hamel JF, Grelon F, Megarbane B, Anguel N, Mira JP, Dequin PF, Gergaud S, Weiss N, Legay F, Le Tulzo Y, Conrad M, Robert R, Gonzalez F, Guitton C, Tamion F, Tonnelier JM, Guezennec P, Van Der Linden T, Vieillard-Baron A, Mariotte E, Pradel G, Lesieur O, Ricard JD, Hervé F, du Cheyron D, Guerin C, Mercat A, Teboul JL. Radermacher P; SEPSISPAM Investigators. High versus low blood-pressure target in patients with septic shock. N Engl J Med. 2014;370(17):1583-93.

[28] Leone M, Asfar P, Radermacher P, Vincent JL, Martin C. Optimizing mean arterial pressure in septic shock: a critical reappraisal of the literature. Crit Care. 2015;19:101.

[29] Hébert PC, Wells G, Blajchman MA, Marshall J, Martin C, Pagliarello G, Tweeddale M, Schweitzer I, Yetisir E. A multicenter, randomized, controlled clinical trial of transfusion requirements in critical care. Transfusion Requirements in Critical Care Investigators, Canadian Critical Care Trials Group. N Engl J Med. 1999;340(6):409-17.

[30] Perner A, Haase N, Guttormsen AB, Tenhunen J, Klemenzson G, Åneman A, Madsen KR, Møller MH, Elkjær JM, Poulsen LM, Bendtsen A, Winding R, Steensen M, Berezowicz P, SøeJensen P, Bestle M, Strand K, Wiis J, White JO, Thornberg KJ, Quist L, Nielsen J, Andersen LH, Holst LB, Thormar K, Kjældgaard AL, Fabritius ML, Mondrup F, Pott FC, Møller TP, Winkel P, Wetterslev J, 6S Trial Group; Scandinavian Critical Care Trials Group. Hydroxyethyl starch 130/0.42 versus Ringer's acetate in severe sepsis. N Engl J Med. 2012;367(2):124-34.

[31] Finfer S, Bellomo R, Boyce N, French J, Myburgh J, Norton R, SAFE Study Investigators. A comparison of albumin and saline for fluid resuscitation in the intensive care unit. N Engl J Med. 2004;350(22):2247-56.

[32] Caironi P, Tognoni G, Masson S, Fumagalli R, Pesenti A, Romero M, Fanizza C, Caspani L, Faenza S, Grasselli G, Iapichino G, Antonelli M, Parrini V, Fiore G, Latini R, Gattinoni L, ALBIOS Study Investigators. Albumin replacement in pa-

tients with severe sepsis or septic shock. N Engl J Med. 2014 10;370(15):1412-21.

[33] Patel A, Laffan MA, Waheed U, Brett SJ. Randomised trials of human albumin for adults with sepsis: systematic review and meta-analysis with trial sequential analysis of all-cause mortality. BMJ. 2014;349:g4561.

[34] Finfer S, Liu B, Taylor C, Bellomo R, Billot L, Cook D, Du B, McArthur C, Myburgh J, SAFE TRIPS Investigators. Resuscitation fluid use in critically ill adults: an international crosssectional study in 391 intensive care units. Crit Care. 2010;14(5):R185.

[35] Yunos NM, Bellomo R, Hegarty C, Story D, Ho L, Bailey M. Associationbetween a chlorideliberal vs chloride-restrictive intravenous fluid administration strategy and kidney injury in critically ill adults. JAMA. 2012;308(15):1566-72.

[36] Young P, Bailey M, Beasley R, Henderson S, Mackle D, McArthur C, McGuinness S, Mehrtens J, Myburgh J, Psirides A, Reddy S, Bellomo R, SPLIT Investigators; ANZICS CTG. Effect of a buffered crystalloid solution vs saline on acute kidney injury among patients in the intensive care unit: the SPLIT randomized clinical trial. JAMA. 2015;314(16):1701-10.

[37] Wiedemann HP, Wheeler AP, Bernard GR, et al. National heart, lung, andblood institute acute respiratory distress syndrome (ARDS) clinical trials network. Comparison of two fluidmanagement strategies in acute lung injury. N Engl J Med. 2006;354:2564-75.

[38] Kelm DJ, Perrin JT, Cartin-Ceba R, Gajic O, Schenck L, Kennedy CC. Fluid overload in patients with severe sepsis and septic shock treated with early goal-directed therapy is associated with increased acute need for fluid-related medical interventions and hospital death. Shock. 2015;43(1):68-73.

[39] Funk DJ, Jacobsohn E, Kumar A. Role of the venous return in critical illness and shock: part Ⅱ-shock and mechanical ventilation. Crit Care Med. 2013;41:573-9.

[40] Waechter J, Kumar A, Lapinsky SE, et al. Cooperative Antimicrobial Therapy of Septic Shock Database Research Group. Interaction between fluids and vasoac-

tive agents on mortality in septic shock: a multicenter, observational study. Crit Care Med. 2014;42:2158-68.

[41] Havel C, Arrich J, Losert H, Gamper G, Müllner M, Herkner H. Vasopressors for hypotensive shock. Cochrane Database Syst Rev. 2011;5:CD003709.

[42] De Backer D, Aldecoa C, Njimi H, Vincent JL. Dopamine versus norepinephrine in the treatment of septic shock: a meta-analysis. Crit Care Med. 2012;40(3):725-30.

[43] Gordon AC, Mason AJ, Thirunavukkarasu N, Perkins GD, Cecconi M, Cepkova M, Pogson DG, Aya HD, Anjum A, Frazier GJ, Santhakumaran S, Ashby D, Brett SJ, VANISH Investigators. Effect of early vasopressin vs norepinephrine on kidney failure in patients with septic shock: the VANISH randomized clinical trial. JAMA. 2016;316(5):509-18.

[44] NICE-SUGAR Study Investigators, Finfer S, Chittock DR, Su SY, Blair D, Foster D, Dhingra V, Bellomo R, Cook D, Dodek P, Henderson WR, Hébert PC, Heritier S, Heyland DK, McArthur C, McDonald E, Mitchell I, Myburgh JA, Norton R, Potter J, Robinson BG, Ronco JJ. Intensive versus conventional glucose control in critically ill patients. N Engl J Med. 2009;360(13):1283-97.

[45] Nick JA, Coldren CD, Geraci MW, Poch KR, Fouty BW, O' Brien J, et al. Recombinant human activated protein C reduces human endotoxin-induced pulmonary inflammation via inhibition of neutrophil chemotaxis. Blood. 2004;104:3878-85.

[46] Bernard GR. Efficacy and safety of recombinant human activated protein Cfor severe sepsis. N Engl J Med. 2001;344(10):699-709.

[47] Laterre PF, Garber G, Levy H, Wunderink R, Kinasewitz GT, Sollet JP, et al. Severe community-acquired pneumonia as a cause of severe sepsis: datafrom the PROWESS study. Crit Care Med. 2005;33:952-61.

[48] Warren BL, et al. Caring for the critically ill patient. High-dose antithrombin Ⅲ in severe sepsis: a randomized controlled trial. JAMA. 2001;15:1869-78.

[49] Abraham E, et al. Efficacy and safety of tifacogin (recombinant tissue factor pathway inhibitor) in severe sepsis: a randomized controlled trial. JAMA.

2003;290(2):238-47.

[50] Abraham E,OPTIMIST Trial Study Group. Efficacy and safety of tifacogin (recombinant tissue factor pathway inhibitor) in severe sepsis: a randomized controlled trial. JAMA. 2003;290(2):238-47.

[51] Warren BL,KyberSept Trial Study Group. Caring for the critically ill patient. High-dose antithrombin Ⅲ in severe sepsis: a randomized controlled trial. JAMA. 2001;286(15):1869-78.

[52] Ratzinger F,Schuardt M,Eichbichler K,Tsirkinidou I,Bauer M,HaslacherH,Mitteregger D,Binder M,Burgmann H. Utility of sepsis biomarkers and the infection probability score to discriminate sepsis and systemic inflammatory response syndrome in standard care patients. PLoS One. 2013;8(12):e82946.

[53] Mehta D,Ravindran K,Kuebler WM. Novel regulators of endothelial barrier function. Am J Physiol Lung Cell Mol Physiol. 2014;307(12):L924-35.

[54] Serhan CN,Chiang N,Dalli J,Levy BD. Lipid mediators in the resolutionof inflammation. Cold Spring Harb Perspect Biol. 2014;7(2):a016311.

[55] Mei SH,Haitsma JJ,Dos Santos CC,Deng Y,Lai PF,Slutsky AS,Liles WC,Stewart DJ. Mesenchymal stem cells reduce inflammation while enhancing bacterial clearance and improving survival in sepsis. Am J Respir CritCare Med. 2010;182(8):1047-57.

[56] Lombardo E,van der Poll T,DelaRosa O,Dalemans W. Mesenchymal stem cells as a therapeutic tool to treat sepsis. World J Stem Cell. 2015;7(2):368-79.

第十章　培养高效医疗团队的新策略

Carolina Martínez-Esparza, Andrea Martínez de la Vega Celorio, Rodrigo Rubio-Martínez　著

宋　恒　丁显飞　译　崔红卫　校

一、引言

1977 年 3 月,2 架 747 飞机在加那利群岛特内里费的洛斯罗迪奥斯机场相撞。一架是来自阿姆斯特丹的荷兰航空飞机,另一架是来自泛美航空公司的飞机,2 架飞机都是飞往加那利群岛的拉斯帕尔马斯。拉斯帕尔马斯机场因恐怖分子炸弹爆炸而暂时关闭,因此这 2 架飞机与另外 3 架已经在地面的飞机被改道前往特内里费岛。

那天是星期天,所以只有 2 个调度员值班。荷兰皇家航空公司(KLM)的波音 747 客机最先到达,乘客下了飞机;泛美航空公司的客机随后降落,但乘客们仍在飞机上。15 分钟后,拉斯帕尔马斯机场重新开放。泛美航空公司的飞机必须要等荷航的飞机加油 30 分钟左右。然后,KLM 客机的高级飞行员请求滑行许可,2 分钟后空中交通管制部门发出了"放行"的命令[1]。

荷航客机上共有 240 名乘客和机组人员,空中交通管制人员指示飞行员前往跑道尽头后 180°转弯,然后等待许可再起飞。云雾使得能见度低至 300m,因此塔台的控制员和 2 架飞机的机组人员完全只能依赖他们的技术和良好的沟通能力。

塔台允许泛美航空公司的飞机在荷航客机后面的跑道上起飞,并告诉他们需要在第 3 个出口左转然后等待。荷航客机完成了 180°转弯并找到了起飞位置。此时泛美航空公司的客机仍在跑道上滑行,飞行员和副驾驶试图找到第 3 个出口,但实际上他们对机场并不熟悉,并且他们也没有听清收音机的西班牙语,因此并不确定指示到底是找到第 3 个出口还是第 1 个出口。经过 3 个半小时的延误,荷航客机已经就位准备起飞,机长松开了刹车,然而泛美 747 客机就在其前方 300 m 处的跑道上,荷航 747 客机沿着跑道向泛美 747 客机靠近。

空中管制员对荷航客机的机组人员发出等待命令后,机长却让这架荷兰皇家航空公司的大型客机在跑道上加速,此时泛美的 747 客机仍在此跑道上滑行。泛美航空客机的副驾驶望向窗外,看到这架 3100 kg 的荷航巨型客机径直朝他们过来。这起事故也被称为"世纪大空难",当天共有 583 人遇难。令人震惊的是,这起

事故不是由于天气因素或飞机故障造成的，而是由于人为失误造成的，特别是团队之间的配合失误。

这次事故的主要原因是：荷航驾驶员的领导能力及沟通能力不足，空中管制员和泛美机组人员之间的沟通欠佳，荷航的内部人员缺乏态势感知的能力。自此，航空业从他们的失误中吸取教训并做出了改变。如今飞机出行已经是最安全的旅行方式[2]。

尽管在过去的20年里，危机资源管理已经成为一门独立的学科，但在航空领域，人们仍然会把它与人为因素相提并论[3]。许多作者已经描述了飞行员和医生之间的这种联系。

Toff认为错误发生的内在因素与人类生理和认知的局限性相关。所有机组人员在发生危机情况下是否做出正确的行动是当今航空事故中最大的独立因素，在医疗保健领域也是如此道理[4]。

团队合作是医疗保健领域和航空领域之间的另一个相似之处。当我们的患者处于危急状态或病情恶化时，更多情况下我们是作为一个医疗团队对患者进行抢救，而不是作为个人实施抢救。这就是医务人员不仅要作为医生、护士或技术人员进行培训，还要作为团队进行培训的原因。在本章中，我们将描述团队和个人之间的差异，以及当前关于团队反应和团队培训的概念。

二、医疗团队

Naylor所描述的医疗团队至少由2名医疗专业人员组成，他们向个体、家庭和/或他们所在的社区提供全面的医疗服务，他们与患者、家庭护理人员和社区服务者合作，以在不同环境中实现安全、有效、以患者为中心、及时、高效、公平的治疗为共同目标[5]。

在特内里费岛发生的坠机事件中，2架飞机的机组人员都面对一些超出团队和个人能力能解决的问题。在恶劣的天气条件、塔台管制员值班时间过长、塔台管制员和机组人员之间的语言不同，以及在短时间内需要处理大量交通管制等压力因素的共同作用下，机组人员的思考受到干扰，他们的警觉性和判断力也随之下降[1]。

一个团队的凝聚力越强，它对团体成员的影响就越大。KLM机长有多年经验，他是领导者，他不仅要对自己负责，也要对飞机上的所有人员负责。由于机长拥有多年飞行经验，副驾驶和飞行工程师相信他的判断，尽管他们心里有疑问，但他们并没有试图质疑机长的决定。他们试图保持团队的凝聚力,而不是质疑他们的机长[1]。

作为团队的决策者和领导者是不同的。决策权是一种正当的权力,在危机和困难时期,即使决策者发出的指令可能并不理想,但人们会把它视为一种“强制”[6]。在特内里费岛发生的悲剧中,KLM 机长更像是一个决策者,而不是领导者:他不会听取机组人员的建议,机组人员也不知道如何与他沟通。

三、了解团队

Sallie 和其他合著者将团队分为 2 种类型:临时团队和固定团队。第 1 种团队的成员是动态变化的,特别是在急性护理环境中,成员以前可能并没有一起工作过,但情况紧急迫使他们为了患者的利益一起工作。这些临时团队也被称为“行动小组”,特点是快速形成,存在时间短,以前一起工作的经验往往有限。“临时团队”或“行动小组”有蓝色代码团队和快速响应团队。

固定团队是指那些过去和未来都一起工作的团队,成员之间一般都相互认识,在许多情况下也曾一起工作,比如在同一家医院工作的团队,像重症监护室(ICU)和急诊室(ER)[7]。

快速响应团队的基本目标是通过早期识别患者的病情恶化,并在患者病情恶化或需要转移到重症监护室之前进行干预,进而减少在非重症监护室发生心肺骤停的机会[8]。有研究表明,成年患者通常在心肺骤停前 8h 即可检测出生理变化[9]。

除了可以降低住院患者的病死率,快速响应团队还可减少意外入住重症监护室的患者数量,缩短患者住院时间,减少心肺骤停发生的次数,并提高患者对医护人员的满意度[8]。

传统意义上的快速响应团队应该由 1 名 ICU 护士、呼吸治疗师和内科医生组成,任何科室的医护人员都可以随时召集该团队去评估在非 ICU 进行治疗的成年患者或未成年患儿[10]。

在挑选团队成员时,组织者应考虑以下个人技能:①成人和/或儿科高级心脏生命支持认证;②评估病情和诊断疾病的能力;③通俗易懂的沟通能力[11]。

快速响应团队在许多方面不同于传统的固定团队,他们更多的是评估处于临床恶化早期阶段的住院患者,目的是防止严重的不良事件,如心脏骤停和意外死亡。也就是说,快速响应团队评估的是出现呼吸、神经或心脏恶化的患者,而不是已经出现呼吸或心脏骤停的患者。

下面我们比较一下传统的固定团队和快速响应团队：

(1)召集团队的典型标准：①测量不到脉搏和血压，呼吸丧失，意识丧失(传统固定团队)；②低血压、心率快、呼吸窘迫和意识改变(快速响应团队)。

(2)团队评估和治疗的典型疾病：①心脏骤停、呼吸骤停和气道阻塞(传统固定团队)；②脓毒症、肺水肿、心律失常和呼吸衰竭(快速响应团队)。

(3)典型的团队组成：①麻醉医生、ICU 医生、内科医生和 ICU 护士(传统固定团队)；②ICU 医生和护士、呼吸治疗师和内科医生(快速响应团队)。

(4)典型呼叫率(呼叫总次数/1000 住院患者)：①0.5%～5%(传统固定团队)；②20%～40%(快速响应团队)。

(5)典型患者的院内病死率：①70%～90%(传统固定团队)；②0%～20%(快速响应团队)[12]。

外科研究表明，手术中团队之间合作较少时(例如术中和交接阶段信息共享和简要介绍较少)，术后的并发症和死亡率都会增加(OR：4.82，95% CI：1.30～17.87)[13]。此外，对医疗事故进行调查，发现 24% 的事故主要是因为沟通问题导致的[14]。其他研究也发现，团队合作和沟通问题是导致 52%～70% 不良事件的根本原因[15]。

四、团队培训

现在的问题是团队培训对于这样的临时团队是否有效？Weaver 发现了 8 个关于培训固定团队的研究和 5 个关于培训临时团队的研究[16]。

一项荟萃分析纳入了包括医务人员在内的各种行业的团队培训效果，发现定期合作的团队效果(固定团队 $P=0.48$)和非定期合作的团队效果(临时团队 $P=0.44$)相似[17]。

在另一项荟萃分析中，Gorman 等人研究了团队培训对不同环境下团队整体效果的影响，发现团队培训对临时团队有更大的积极影响。然而这种差异并不具有统计学意义[18]。

团队培训的关键要素侧重于学习发展、提炼和强化相关知识和技能的能力，这些知识和技能是团队进行有效合作(如沟通、协调、合作)的基础。回顾过去，发现最常见的团队合作能力包括沟通、情景感知、领导力、分工和协调。

五、共享心理模型

共享心理模型提出,团队成员心理模型的重叠可以促进团队内部产生更大的共享预期和解释,从而改善团队的协调、沟通和其他能力,进而提升团队整体能力[19]。

共享心理模型的运作过程是,个体彼此独立地运行他们的心理模型,以形成对任务和团队的预期和解释。在这些团队成员的预期和解释相同的情况下,模型性能最佳[20]。模型的差异体现在团队成员对预期和解释的差异上。因此,团队成员之间心理模型的完全重叠是确保团队成员对任务和团队有相似预期和解释的最佳安排[20]。

Moray 对心理模型的定义是"心理模型的规范形式",实际上任何模型的规范形式均如此,是从一个领域到另一个领域的同态反映,导致所建模事物的"不完美"表示[21]。

Moray 对心理模型定义的基础是假设所建模事物的元素与心理模型中某个元素的同态反映或多对一反映。例如,巴氏杀菌工厂中的某些元素,如锅炉、蒸汽泵等,都可以映射到反映模型里的一个元素:"加热系统"[22]。

Rouse 和 Morris 认为,在心理模型中形式和状态这 2 个关键因素对上述过程至关重要[23]。形式指的是模型本身,是由元素及它们之间的关系组成的同态反映,表示正在建模的事物;状态是指模型各方面的动态配置,这些方面会随着模型的运行而发生变化。例如,如果心理模型是一个浴缸,就有一定的大小,但它的最大体积却不会改变。

根据 Leonard 等人的说法,有效的沟通和团队合作旨在建立一个共同的心理模型或"让每个人都参与到同一部电影中"。同样重要的是创造一个让团队成员感到"安全"的环境,这样当他们感觉安全时,他们才会直言不讳。"每个人都在同一部电影中,没有惊喜"这句口头禅很有效,很容易理解[24]。

使用心理模型制定决策和解决问题主要依赖于心理模型的运行(像 Klein 那样[25]),一项涉及未来行动规划的任务测试了这一潜在的理论过程。结果表明,共享心理模型将在未来行动的计划中非常有益。根据 Rouse 等人的说法,有人提出,使用过共享心理模型的团队需要更少的公开计划时间,因为团队成员能够预测其他成员对他们的期望,因此没有必要用语言表达这一点[26]。相反,如果他们预测的期望越少,他们就越需要用语言表达,规划的效率就随之越低。

分布系统的一个关键特征是它们由元素组成,这些元素可以分解成整个系统的模块或相对独立的组件[27]。因为系统中的个体从事不同的任务,这使得认知过程的不同方面可以同时发生。重要的一点是,认知分解成的模块必须能够自主操作,才能同时进行运营。

在给定上述心理模型的特定组件(例如形式和状态的区别)的情况下,可以对所使用的所有通信进行编码,并描述关于心理模型可以采取的所有动作。

一旦提出了最初的约束,团队的其他成员只能通过3种不同的方式对其进行更改:可以通过“磨炼”添加更多的约束,从而缩小可能的状态范围;还可以通过建议其他可能的状态(即“扩大”)消除约束。当然,也可以不改变当前提议的状态,而是通过“支持”同意它。

六、个人能力与团队能力

传统意义上,对急救专业人员的培训一直侧重于他们在执行特定任务时所需要的熟练个人技能,很少会关注他们在复杂和临时的团队环境中进行有效工作时所需的技能[28]。

医务人员需要开始以团队的形式做出反应,并学会成为一名专业团队人员。他们需要了解、学习并培训作为一个团队需要具有的知识、技能和态度。

来自其他具有复杂团队合作模型的学科研究表明,有机会在当前医疗团队培训框架的基础上进行进一步的模型构建[29]。

基于模拟的团队培训(SBTT)主要侧重于专业内/专业间的团队工作,强调患者安全、人为因素、危机资源管理(CRM)和基于团队的一些行为[29]。

共享心理模型、“闭环”沟通和相互信任有利于团队的协调。团队有效的沟通和协调可以促进团队认知,这是一种受个体心理模型和环境因素影响的多层次体现[30]。

团队合作的关键特征主要分为以下“五大要素”:①团队领导者;②运行监督;③备份行为;④适应能力;⑤团队导向[32]。

(一)团队领导者

在选谁为团队领导时,我们面对这样一个事实:没有人想成为领导者,因为“我不想承担所有的责任”。事实上领导并不承担全部责任,而由整个团队承担全部责任。我们都必须清楚,是整个团队对患者负责。

此外,领导者不一定具备处理某件事情所需的全部知识,他将会让团队中的其他成员帮助解决这种情况。他必须有能力在危机时刻组织团队,他不干涉团队的任何行动,他仅“从外部”观察情况,这样他就可以引导团队取得有利的战果。他要善于倾听团队其他成员的意见,并且能够有勇气承认自己的不足[31]。

我们要记住,领导者并不是权威或更高级别的代名词,也不是每个人生来就是领导者。领导者在某种情况下只是观察者,他能够保持清晰的思路并且有全局观,并非只专注于某项任务。

(二)运行监督

运行指的是团队(或团队系统)实施的实际行为,有效性指的是对运行结果的评估,即团队、组织和/或其他上级对这些行为的满意程度[33]。

我们必须牢记,团队运行和团队评价不一样。无论团队如何完成任务,团队运行都是团队行动的结果。相反,团队有效性采用更全面的视角,不仅考虑团队是否表现出色(如完成团队任务),还考虑团队如何互动(如团队流程、团队合作)以实现团队成果[34]。

因此,团队运行评估可以定义为应用标准化的工具评估团队成员的行为、认知和态度,这些行为、认知和态度与明确可操作的标准相关。因此,评估的目的不仅在于提供团队取得了哪些成果信息,还在于提供他们如何取得这些成果的信息[30]。

科学的、有实际意义的 SBTT 方法是建立在诊断性评估的基础上的。

(三)备份行为

备份行为的定义是通过准确了解其他团队成员的职责预测他们的需求能力,包括在高工作负荷或压力期间,在成员之间转移工作负荷以实现平衡的能力[35]。

它基本上在于认识团队中的工作量分布,并以此方式将责任转移给未充分分工的其他团队成员,从而由其他团队成员完成整个任务或部分任务[35]。

(四)适应能力

适应性被认为是根据从环境中收集的信息,通过备份行为和重新分配组内资源调整策略,根据不断变化的条件(内部或外部)改变行动方针或团队指令的能力[35]。

识别已经发生的变化是非常重要的,这样我们就可以给这个变化赋予意义,从而制定一个新的计划应对这些变化。

此外,在习惯性常规练习中进行改进和创新是必要的,并对团队内部和外部环境的变化保持警惕[35]。

(五)团队导向

团队导向的定义是在团队互动中考虑他人行为的倾向,以及相信团队目标相较于个人目标更重要，考虑队友提供的替代解决方案，并评估这些方案以确定最正确的方案。

让团队的成员有更多的任务参与、信息共享、战略制定和参与性目标设定也是团队合作机制的一部分[36]。

根据“五大”要素，将团队合作的机制定义为：

(1)团队领导者，即领导者有能力指导和协调其他团队成员的活动，评估团队绩效，增加成员们的团队知识、技能和能力，激励团队成员，计划、组织和建立积极的工作氛围。

(2)相互之间进行运行监督，即应用适当的任务策略发展成员们对团队环境的共同理解能力。

(3)备份行为，即一个成员通过了解其他团队成员的职责来预测他们可能的需求能力。

(4)适应性，即通过备份行为和团队内资源的重新分配，基于从环境中收集的信息调整团队策略和改变行动过程的能力。

(5)团队导向，这是一种态度，其特征是在团队互动中倾向于考虑他人的行动和努力，并坚信团队的目标比个人目标更加重要。

(6)共享心理模型，这是团队成员的共同理念。

(7)相互信任，即团队成员将履行自己的职责，保护自己或队友的利益，这是一种共同的信念。

(8)闭环通信，它是发送方和接收方之间的信息交换[32]。

七、危机资源管理

机组人员(或驾驶舱)资源管理(CRM)培训起源于1979年美国国家航空航天局(NASA)的一个研讨会，该研讨会的重点是改善航空安全。NASA根据这次会议上提出的研究发现，大多数航空事故的主要原因是人为错误，主要问题是驾驶舱内人员之间的沟通不当、领导者做出的决策失误[37]。

Gaba等人将麻醉CRM引入医疗领域，并推动了一种形式的转变，这种转变一直延续到今天。一些研究小组也对越来越多的证据做出了回应，这些证据表明，医疗领域需要更有效的沟通和团队培训[38]。

美国医疗卫生研究与质量局及美国国防部患者安全计划制定了TeamSTEPPS[39]。TeamSTEPPS包含4项有效团队培训的能力：①团队领导；②进展监测;③相互支持;④沟通交流。

虽然最初 TeamSTEPPS 没有接受过模拟培训,但经过几次研究后,研究人员得出结论:加入基于模拟的团队培训(SBTT)后团队培训效果会更好。必须明确的是,SBTT 经常发生在彼此熟悉的人员之间,但事实上,特别是在紧急医疗的团队组建中,团队可能会以临时方式组织成临时团队。正如 Salas 等人所指出的,“并非所有医疗团队都是平等的[40]。”

我们必须记住,从个人层面上看团队效能会受到心理和行为因素的影响,这一领域的洞察力和自我意识可能会调节团队中的个体功能[29]。

在危急情况下,人为因素是导致错误的主要原因之一。我们不能创造出在危机期间不会犯任何错误的完美人类,但我们可以尝试创造出减少人为错误发生率的系统。这些人为因素可能会受到诸多因素的影响,包括:①疲劳和工作量管理;②觉醒和工作量;③压力;④睡眠、疲劳和昼夜节律[41]。

这些情况会影响相互交流的方式,也会影响我们对环境的态度,尤其是在危机时刻。

当我们在手术室或 ICU 面临压力时,同样会受到情绪的影响,有时这会让我们无法清晰地思考,这就是我们需要团队合作的原因,团队成员之间的责任可以相互分担,那样每个人的情绪和压力负荷就会减轻,每个人也就可以更清楚地思考。

团队接手并处理每一个危急的情况后,建议进行汇报以便日后有更好的改进。

任务汇报

任务汇报是一种有条理的回顾,也是一种有用的工具。不幸的是,它也是我们可以用来提高自身效能和操作安全性时做得最差、最常被忽视的工具之一。汇报的目的是在临床或模拟情况后进行反思,了解哪些方面做得好、哪些方面应该重复进行,并找出知识和效能方面的差距,以便了解其原因并从中吸取教训。

八、团队培训的重要性

为什么我们是作为个人训练,而不是作为团队训练?这是我们必须向自己提出的真正问题。

危机资源管理的一个基本前提是,在手术室里一个团队能够并且应该比 2 个(或 3 个)人表现得更好。CRM 的目的是确保团队效能优先于个人效能。好的 CRM 不仅仅是作为个人,而是作为一个团队找到正确的平衡[42]。

团队培训是形成教学策略的一套工具和方法,它为团队成员提供了在多种学习环境中练习技能和获得反馈的机会。并不是每种形式的团队培训效果都是一样的。该策略依赖于许多变量,如需要培训的 KSAs(即知识、技能、态度)和可用资源。

无论采用何种策略,团队培训的重点是研发一种强大的教学方法来影响团队合作的流程和结果。当可用的工具(例如团队任务分析、效能测量或任务模拟及练习)、传递方式(例如信息、演示或实践)和内容相结合时,团队培训就变得有意义了[43]。

九、团队需要学习什么

(一)危机资源管理

危机资源管理包括:①早期呼叫求助;②做好预测和对应计划;③了解环境;④充分利用所有可用信息;⑤明智地分散注意力;⑥调动资源;⑦使用认知辅助工具;⑧成员之间进行有效沟通;⑨合理分配工作量;⑩明确个人在团队中的角色;⑪确定合适的领导者。

(二)提高效能和患者安全的团队策略和工具(T-STEPPS)

这是一种由美国国防部(DoD)和美国医疗卫生研究与质量局(AHRQ)开发的系统方法,用于将团队合作融入实践(图 10.1)。它旨在提高医疗卫生的质量、安全性和效率[44]。

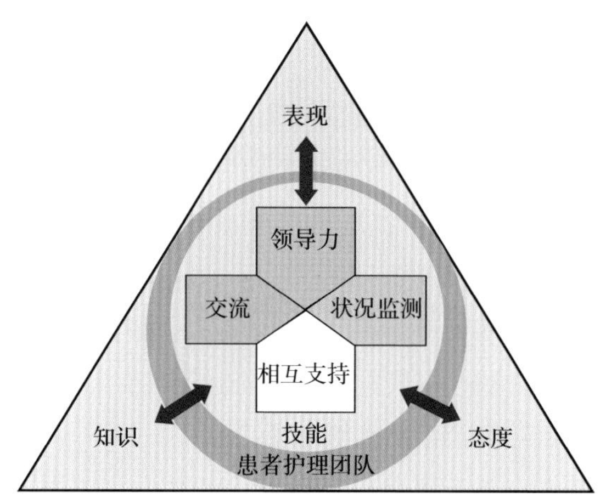

图 10.1 团队 STEPPS 框架

医生、护士、药剂师、技术人员和其他医疗卫生专业人员必须协调他们的行动,以确保患者的医疗过程安全、高效。医务人员扮演特定的角色执行任务时又相互依赖,大家在医疗护理过程中的共同目标就是给予患者高质量的治疗,并且尽可能地保证患者安全。然而,尽管医疗过程中需要团队合作,但这些团队成员很少一起接受培训,他们通常来自不同的学科和教育背景[44]。

十、我们应该如何训练团队

传统医学中,教学以老师和/或项目本身为中心,不一定以学生的需求为中心。最近这个概念受到质疑。现代化倡导者建议医学教育改革应以学生为中心,提出更好地适应学生个人需求的教育计划,而不是只关注自上而下的教育计划。

从学习者的角度考虑学习经验,可以分为 2 种形式:主动学习和被动学习。在被动学习中,学习者只是接收信息,而在主动学习中,他通过观察并进行反思性对话积极参与这个过程[45]。

医学上最常用的学习策略有:①讲座;②巡讲;③电子学习;④模拟。

加州大学的大卫 · 加巴博士和他的团队在现实环境中创建了第 1 个高保真模拟器。目前在医疗卫生中使用的不同类型模拟有:①真人模拟;②物理模拟;③虚拟模拟。

真人模拟指的是患者参与,也称为标准化患者。这种模拟策略的主要优势是我们可以控制更多的变量,如病史和举止,而不会伤害真实的患者。这种学习的缺点包括招募患者的成本和对口头对话的限制,以及不执行检查或程序。

物理模拟是用人体模型代替患者。这些具备非常先进技术的人体模型可以有如呼吸音和心音、眨眼、瞳孔对光反射,以及多种心律失常等真实临床特征。但是我们也可以只使用人体模型部件,比如用于静脉注射训练的手臂,用于腰椎穿刺的脊椎,或者用于腹腔镜检查训练的带摄像头的盒子。人体模型部件的使用通常被描述为任务训练器,现实环境中的高级人体模型被称为高保真模拟。保真是真实生活的再现,保真度越高,设置越真实。

虚拟模拟使用数字技术创造学习体验。目前在医疗卫生中,这些技术被用来教授腹腔镜检查、内窥镜检查、支气管镜检查和血管内手术等教学技能。虚拟世界也可以用来创建需要跟踪和治疗的虚拟患者[46]。

模拟中的团队培训已被证明是迄今为止最有效的方法,因为它涉及所有的团队能力,如知识、技能和行为,在一个安全的空间中,团队可以从他们的错误中学习。在模拟环境中,我们可以在不伤害患者的情况下创造各种临床情景。最好的是,它可以被重复,直到被掌握;它可以被标准化,所以每个人都有相同的体验。到目前为止,还没有一种更好的方法在团队、领导、沟通等方面扮演不同的角色。在模拟中,你可以虚构地分析和提高团队效能,或者让场景运行到最后,然后在汇报期间分析它,试图揭示行为背后的心理模型,以便改变知识和行为。

十一、结论

对航空史上重大事故的分析,如特内里费岛发生的空难,使我们从中学习并且研发新的策略防止航空中的人为失误。从这个行业中,我们还了解到,我们需要通过更多地关注人为因素和团队培训来防止同样的人为失误,因为当患者变得危急时,我们会更多地作为一个团队对他进行治疗,而不是个人。

在医疗卫生领域,有临时组建的团队,他们大多由彼此不认识的成员组成,但他们必须在几分钟内组织起来。为了实现几乎即时的响应,有现有的战略,如危机资源管理、提高性能及患者安全的团队战略工具,用于培训和组织团队。事实证明,这些策略对团队的表现有积极的影响。这些技能基于良好的沟通、情境意识、领导力、角色清晰性和协调性。

模拟中的团队培训是通过系统的方法实现的,这种方法优化了医疗团队的沟通、协调和协作,将特定的内容与实践机会、形成性反馈和工具相结合,以支持将培训转移到日常护理环境中。模拟是一种强大的工具,可以提供危机情景和团队培训,而无须为此目的使用真实的患者,并且已经证明,它可以提升医疗表现,缩短响应时间,降低悲剧发生率。

总之,我们必须学会团队合作,使用所有可用的工具改善效能,尤其是当涉及人类生命时。

参考文献

[1] McCreary J, Pollard M, Stevenson K, Wilson MB. Human factors: Teneriferevisited. J Air Transport World Wide. 1998;3(1):23-32.

[2] National Geographic. The Tenerife airport disaster in 5 minutes. https://www.youtube.com/watch? v=DxCLImowXB0.

[3] Hardman JG, Mopett IK. To err is human. Br J Anaesth. 2010;105(1):1-3.

[4] Toff NJ. Human factors in anaesthesia: lessons from aviation. Br J Anaesth. 2010;105:21-5.

[5] Naylor MD, Coburn KD, Kurtzman ET, et al. Teambased primary care forchroni-

cally ill adults: state of the science. Advancing teambased care. Philadelphia, PA: American Board of Internal Medicine Foundation. 2010.

[6] Burden AR, Carr ZJ, Staman GW, Littman JJ, Torjman MC. Does every code need a "reader?" improvement of rare event management with a cognitive aid "reader" during a simulated emergency: a pilot study. Society of Simulation Healthcare. 2012. https://doi.org/10.1097/SIH.0b013e31822c0f20.

[7] Sallie JW, Sydney MD, Michael AR. Team-training in healthcare: a narrative synthesis of the literature. BMJ Qual Saf. 23(5):359-72. https://doi.org/10.1136/bmjqs-2013-001848.

[8] Cheng A, Eppich W, Grant V, Sherbino J, Zendejas B, Cook DA. Debriefing for technologyenhanced simulation: a systematic review and meta-analysis. Medical Education. 2014;48: 657-666. https://doi.org/10.1111/medu.12432.

[9] Chan 2008 [C]; Tee 2008 [R]; Thomas 2007 [X]; Zenker 2007 [C].

[10] Bertaut 2008 [C]; Halvorsen 2007 [X]; Thomas 2007 [X].

[11] Health Care Protocol: Rapid Response Team. Institute for Clinical System Improvement; 2011.

[12] Jones DA, DeVita MA, Bellorno R. Rapid-response teams current concepts. N Engl J Med. 2011;365:139-46.

[13] Mazzocco K, Petitti DB, Fong KT, et al. Surgical team behaviors and patient outcomes. Am J Surg. 2009;197:678-85.

[14] So R, Gawande AA, Kwaan M, et al. Analysis of surgical errors in closedmalpractice claims at 4 liability insurers. Surgery. 2006;140:25-33.

[15] Rabol LI, Andersen ML, Ostegaard D, et al. Descriptions of verbal communication errors between staff. An analysis of 84 root cause analysis-reportsfrom Danish hospitals. BMJ Qual Saf. 2011;20:268-74. Singh H, Thomas EJ, Petersen LA, et al. Medical errors involving trainees: a study of closedmalpractice claims from 5 insurers. Arch Intern Med. 2007;167:2030-6.

[16] Weaver SJ, Lyons R, DiazGranados D, et al. The anatomy of health care team training and the state of practice: a critical review. Acad Med. 2010;85:1746-60.

[17] Salas E, DiazGranados D, Klein C, et al. Does team training improve teamperformance? A meta-analysis. Hum Factors. 2008;50:903-33.

[18] Delise LA, Allen Gorman C, Brooks AM, et al. The effects of team training on team outcomes: a meta-analysis. Perform Improv Q. 2010;22:53-80.

[19] Rouse W, Cannon-Bowers, J. A. & Salas E (1992), The Role Of Mental Models in team performance in complex systems, IEEE, Transactions on Systems, Man and Cybernetic s, 22, 1296-1308.

[20] Cannon-Bowers J, Salas E, and Converse S, (1990), Cognitive Psychology and Team Training: Training Shared Mental Models of Complex Systems, Human Factors Bulletin, 33: 1-4.

[21] Moray, N Mental Models in Theory and Practice In D Gopher and A Koriat (EDS), Attention and Performance XVII: Cognitive Regulation of Performance: Interaction of Thepry and Application, pp. 238-258, Cambridge.

[22] Moray N, Lootsen P, &Pajak J (1986), Acquisition of process control skills. IEEE, Transactiosn on Systems, Man and Cybernetics, SMC- 16, 497-504.

[23] Rouse, W. B., and Morris, N. M. (1986). On looking into the black box: Prospects and limits in the search for mental models. Psychological Bulletin, 100(3):349-363.

[24] Leonard M, Graham S, Bonacum D. The human factor: the critical importance of effective teamwork and communication in providing safe care. QualSaf Health Care. 2004;13(Suppl 1):i85-90.

[25] Klein G, Recognitional Decision Making, Chapter 6: A Recognition-PrimedDecision (RPD) Model of Rapid Decision Making, 1993, pp130-147.

[26] Rouse, W. B. Cannon-Bowers, J. A, and Salas E (1992), The role of mentalmodels in in team performance in complex systems. IEEE, Transactions onSystems, Man and Cybernetics, 22, 1296-1308.

[27] Chandrasekaran, B (1981), Natural and social system metaphors for distributed problem solving: Introduction to the issue. IEEE Transaction on Systems, Man and Cybernetics, SMC-11, 1-5.

[28] Carne B, et al. Review article: crisis resource management in emergency medi-

cine. Emerg Med Australas. 2012;24:7-13.

[29] Eppich W, et al. Simulation-based team training in health care. Soc Simul-Healthc. 2011;6(7):S14-9.

[30] Salas E, Rosen MA, Burke CS, Nicholson D, Howse WR. Markers for enhancing team cognition in complex environments: the power of team performance diagnosis. Aviat Space Environ Med. 2007;78(5 Suppl):B77-85.

[31] Baker DP, Gustafson S, Beaubien JM, Salas E, Barach P. Medical teamwork and patient safety: the evidence-based relation; 2005. http://www.ahrq.gov/qual/medteam/. Accessed 9 Jan 2010.

[32] Salas E, Sims DE, Burke CS. Is there a "big five" in teamwork. Small Group Res. 2005;36:555-99.

[33] Campbell J, McCloy R, Oppler S, Sager C. A theory of performance. In: Schmitt N, Borman W, editors. Personnel selection in organizations. San Francisco, CA: Jossey-Bass; 1993. p. 35-71.

[34] Salas E, Sims DE, Burke CS. Is there "big five" in teamwork? Small Group Res. 2005;36:557.

[35] Salas E, Sims DE, Burke CS. Is there "big five" inter teamwork? Small Group Res. 2005;36:560.

[36] Salas E, Sims DE, Burke CS. Is there "big five" in teamwork? Small Group Res. 2005;36:561.

[37] http://www.crewresourcemanagement.net/introduction.

[38] Howard SK, Gaba DM, Fish KJ, Yang G, Sarnquist FH. Anesthesia crisis resource management training: teaching anesthesiologists to handle critical incidents. Aviat Space Environ Med. 1992;63:763-70.

[39] Clancy CM. Mistake-proofing in health care: lessons for ongoing patient safety improvements. Am J Med Qual. 2007;22:463-5.

[40] Andersen PO, Jensen MK, Lippert A, Ostergaard D. Identifying non-technical skills and barriers for improvement of teamwork in cardiac arrest teams. Resuscitation. 2010;81:695-702.

[41] http://www.crewresourcemanagement.net/fatigue-and-workload-management

[42] http://www. crewresourcemanagement. net/communication-management.

[43] Salas E,et al. Does team training work? Principles for health care. AcadEmerg Med. 2008;15(11):1002-9.

[44] King HB et al. TeamSTEPPS: team strategies and tools to enhance performance and patient safety,abstract,p. 5.

[45] Rubio R. Medical education: general concepts and strategies. In: Lanzer P,editor. Panvascular medicine. Berlin: Springer; 2015. p. 4756.

[46] Lateef,F. (2010). Simulation-based learning: Just like the real thing. Journal of Emergencies,Trauma and Shock,3(4),348-352. http://doi. org/10. 4103/0974-2700. 70743.

第十一章　模拟与脓毒症：最佳的证据是什么

Guillermo Ortiz-Ruiz, José M. Maestre, Demian Szyld, Ignacio Del Moral, Jenny W. Rudolph, Germán Díaz　著

李弘毅　杜佳欣　译　曹俊姿　校

一、简介

在过去的10年中，模拟作为医疗领域的一种学习工具不断发展。从护理到医学，以及其他医疗保健相关科学的整个教育环境，从学生、住院医师到专家的培训过程，模拟都受到了广泛的认可和应用[1-3]。它曾作为一种专业能力的培训和认证广泛应用于航空和核能行业[4,5]，而临床模拟则使用患者、人体模型和演员创造模拟环境，借此提高个人能力以及团队沟通和合作的能力。这种教学策略有助于医生和医疗卫生人员巩固技能和专业能力[6,7]。

传统的医学教学模式是以模仿为基础的，它的主要优点是通过真实生活场景中的学习获得技能，缺点是监督和反馈的有限性，这使得学生在面对不同的情况，尤其是那些需要沟通和团队合作技能的情况时容易束手无策。为了纠正这些不足，我们加强了针对不同本科生和研究生的模拟训练，以便通过结构化的反馈过程发展个人和团队的能力[8]。

一些研究报告称，医疗差错率在64%～83%之间[9-11]。这些差错大多与团队合作不足和（或）缺乏沟通有关。这在需要快速决策的高压力环境下会变得更加明显，比如重症监护室（ICU）。模拟已经被证明有助于提高应对紧急情况的技巧，以及优化团队表现和沟通[12]，目的是降低不良临床结局的发生率[9-11]。

脓毒症是一种发病率、合并症和死亡率都很高的疾病[13-17]。严重脓毒症和脓毒性休克患者需要及时的诊断和治疗。以早期目标导向治疗（EGDT）为基础的一系列措施，包括快速、充分复苏和早期开始抗生素治疗，已被证明可提高这些患者的生存率[18-34]。延迟实施这些措施与死亡率增加有关[35]。从这个意义上说，一些出版物的报告表明存在对这些有效措施遵守不力的情况[36,37]。

同样清楚的是，有必要促进卫生保健专业人员的行为改变，以保证脓毒症患者更严格地遵守上述的一系列措施[38,39]。本研究的目的是找到现有的最佳证据，对比应用模拟与传统教育方式在脓毒症诊治中的作用，以提高本科生和研究生对不同拯救脓毒症运动提出的各种治疗措施的依从性，以及训练方法的效果。

二、材料和方法

系统地回顾了定性和综合类型的文献，这篇综述使我们有可能将有助于解答

主要问题的研究分组。研究的参与者是医疗保健领域的本科生和研究生，不受人种、性别、国籍或教育机构类型的限制。

（一）文献检索策略

电子文献检索为了回顾文献，使用了主要数据库，如 MEDLINE、Lilacs、Ovid、Ebsco 和 Web of Science；系统综述数据库，如 Cochrane 数据库；元搜索引擎，如 Trip 数据库和 SumSearch，以及包括灰色文献的其他搜索资源。通常使用的 MeSH 词或术语是“medical”“simulation”“training”和“sepsis”。搜索的发布时间为 1990 年 1 月至 2013 年 6 月。在检索文献之初对研究设计类型和语言没有限制，未与作者关联以搜索未发表的文章。

（二）选择文献

评估所选择的研究分 3 个阶段进行：对所有的检索结果，先通过标题和摘要进行筛选，将那些符合主要目标的文章纳入潜在的对象，将非英语撰写的文章排除在外，然后根据指定的纳入标准选择有全文的研究并纳入审查，最后通过改进的 STROBE（Acronym for Strengthening the Reporting of Observational Studies in Epidemiology）工具对符合所述标准的研究进行评估[40]。这一工具被用作评估研究质量的一个指标，它提供了衡量队列研究、病例对照研究，以及横断面研究等观察研究的方法局限性和优势的要素。结果得分高于第 75 百分位（得分 ≥ 17 分）的研究被纳入分析，对于 STROBE 得分不高于限制的研究进行单独的分析。为了评价干预效果，采用了形成性行为的 Kirkpatrick 四级评价模型：第 1 级对应于反应情况，它衡量学生对过程的满意程度，指出活动的积极或消极方面，以便将来改进。第 2 级（学习）通过形成性动作前后进行的面谈、技能测试、实地考察等方式的测试，衡量学生获得的知识和技能。其细分为主要关注学生的态度和看法的 2A 级，以及关于知识和学习的改变的 2B 级。第 3 级是衡量所获得的知识是否能够通过改变学生的一般行为方式应用到学生的工作中，通常在活动结束后的 3~6 周内通过问卷或访谈实施。第 4 级是指结果，通过衡量某一时期的预期目标评估形成性行动的益处，分为组织实践的变化（4A 级）及对患者和消费者的益处（4B 级）[41,42]。

纳入标准为在本科生或研究生中对比模拟与其他教育策略的效果，进而寻求能够改善对拯救脓毒症运动指南的依从性的研究。排除标准为全文不可获得的研究及案例报道、综述、社论或专家意见的文章。

（三）偏倚控制

为了完成这个研究，可能会影响结果的偏倚（如发表偏倚）需要被考虑和控制。因此，我们使用前文提到的 MeSH 术语，手动地在不同的数据库中进行了详尽的检索。仍无法检索到的信息我们认为是稀缺的信息，对研究影响不大。考虑到可能存在的选择偏倚，在审阅文献时严格遵守纳入和排除标准，筛选过程通过STROBE（加强流行病学观察研究的报告）声明进行评估。

（四）分析计划

纳入的文章的结果是独立分析的。纳入系统评价的研究的信息以Excel电子表格形式收集，包括以下方面：作者信息、国家、期刊、出版年份、完整标题、目标、参与者人数、研究设计、测量或方法、结论，干预的评估使用Kirkpatrick模型进行。

三、结果

在文献资料的初步筛选中，共计19篇文章被纳入进一步的筛选，其中3篇由于是用非英语编写的而被排除在外。按照纳入排除标准进行筛选剩余的16篇文章后，10项研究被排除在外。最后，6篇文章被纳入本研究中，并进行进一步的质量评估（纳入文献选择见图11.1）。由于STROBE得分较低，2项研究被排除在外单独进行分析。一起进行分析的4项研究中，仅1项研究的STROBE得分为18分，其余均为17分。表11.1显示了文章的主要作者、撰写国家、发表期刊、研究标题、目的、方法设计、使用的方法和结论的信息。纳入的研究大多发表在急诊医学期刊上，只有1篇发表在麻醉学期刊上，大多在北美洲（美国）出版。其中2篇发表在2009年，另外2篇发表在2012年。每项研究的学生人数从26人到98人不等。

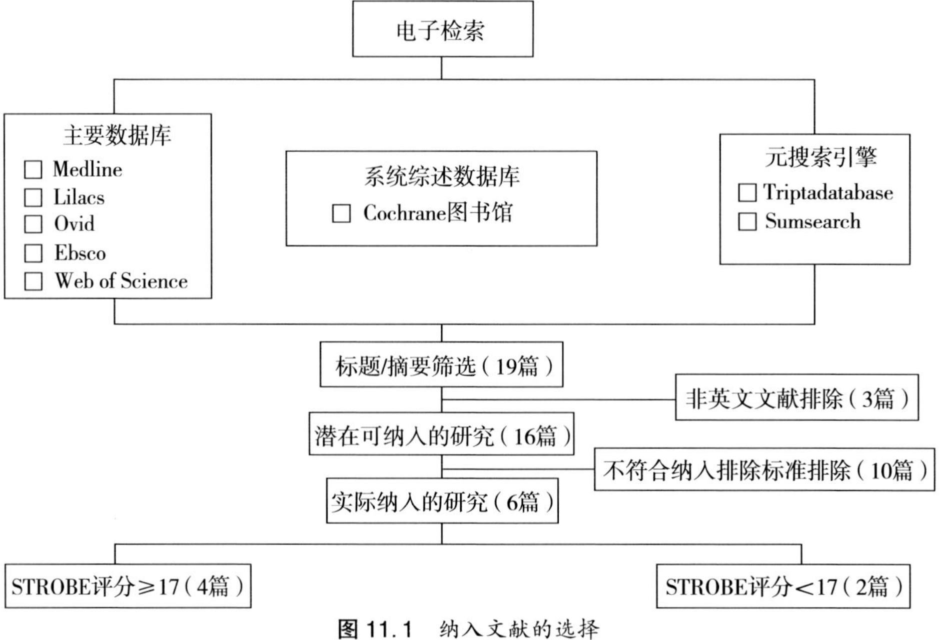

图11.1　纳入文献的选择

表 11.1 已纳入分析的研究的主要特征总结

作者/期刊/年限/国家	标题	目的	研究设计/参与者人数	干预	结论	STROBE 评分	干预评估
Justin 等[42], *Acad Emerg Med*, 2009, 美国	Inter-method reliability of real-time vs. delayed videotaped evaluation of a high-fidelity medical simulation septic shock scenario	评估参与者(住院医师)在高保真医学模拟(录像 vs. 实时)中的表现	队列研究/26 名住院医师	观察者通过实时和延迟录像对参与者进行评估(Likert 量表)	实时评估与延迟录像评估同样可靠	18	1
Bryant Nguyen 等[43], *Resuscitation* 80, 2009: 674-679, 美国	An educational course including medical simulation forearly goal-directed therapy and the severe sepsis resuscitation bundle: an evaluation for medical student training	在医学培训中应用模拟训练可以增加关于严重脓毒症和感染性休克治疗的临床知识	前瞻性队列研究/63 名学生	评价并且培训严重脓毒症和感染性休克的早期目标导向治疗	医学模拟是一个增加医学生关于严重脓毒症知识的有效方法	17	2B
Chih-Huang Li 等[44], *Emerg Med J*, 2012, 29: 559-564, 亚洲	A multinational randomized study comparing didactic lecture with case scenario in severe sepsis medical simulation course	关于严重脓毒症说教式与模拟案例的教学效果的比较	随机的前瞻性多中心队列研究/98 名参与者	使用 21 个项目的检查表，干预前进行 18 个问题测试，干预结束时及干预后的 2 周进行 18 个问题测试(Likert 量表)	模拟可以提高住院医师对严重脓毒症早期处理的认识	17	2B
M. Hansel 等[45] *Miner*, *Anestesiol*, 2012, 78: 901-9, 德国	Impact of simulator training and crew resource management training on final-year medical students' performance in sepsis resuscitation: a randomized trail	评估 CRMSA 课程与医学表现对医生在危急情况下医疗水平的影响，并将结果与临床模拟器培训的效果进行比较	随机的前瞻性队列研究/61 名医生	分别评估短期课程(1.5d)、模拟以及不进行培训的效果。培训前后使用 SAGAT 试验进行评估。Likert 量表评分 6 分	在模拟器培训后，SAGAT 得分更高，但在课程结束后 SAGAT 得分并没有升高	17	2B

所有纳入的研究都是以通过模拟评估脓毒症的临床学习情况为主要目的的队列研究,所有的研究都是前瞻性的,评估时间很短。其中有 1 项是多中心研究,2 项是随机研究。研究中报道的评估参与者的方法多种多样,训练前和训练后进行的测试也各不相同。主要的研究结果表明,模拟是培训医护人员脓毒症临床管理策略的一个合适的方法。

Williams 等人在住院医师中进行了一项关于感染性休克管理的调查,通过 2008 年拯救脓毒症运动指南提出的技术和非技术得分评估了临床医生的脓毒症管理水平。该研究的主要局限是对非技术技能的主观解释。另外,参与者是自愿参与研究的住院医师,这可能会造成选择偏倚。有证据表明,在成本、时间或经验受限的情况下,使用视频教学与实时教学效果相当[43]。

在第 2 项研究中,测试参与者在模拟前后对 20 个相关问题的正答率表明,通过模拟,参与者提高了对严重脓毒症患者早期治疗的认识。在模拟前的测试中,正答率为 65%;在模拟训练的第 1 部分结束后进行测试中,正答率提高到 75%;而在课程结束后进行的测试中,正答率提高到 80%。该研究采用 26 项用于评价脓毒症早期集束化治疗的效果的评分系统对模拟场景进行持续 30 min 的评估,其主要局限性是样本量小,只对认知性知识进行了评估,没有分析学习与时间的函数关系[44]。

Chih Huang Li 等人通过 1 份 21 项检查表、18 个问题的干预前测试、18 个问题的干预结束后测试和干预后 2 周的测试,评估了基于模拟的医学训练提高严重脓毒症和脓毒性休克治疗临床知识的效果。训练前正答率为 57%,第 1 次和第 2 次训练后正答率分别为 85% 和 80%。这项研究没有显示出明确的局限性,并认为模拟有助于提高严重脓毒症和脓毒症休克管理的临床经验[45]。

最后一项研究采用情境感知全球评估技术(Situation Awareness Global Assessment Technique,SAGAT)比较医学生短期的教学课程(1.5 天)、1.5 天的模拟教学和不施加干预对于提高他们在紧急情况下处置能力的效果对比。评价方法由评估认知、意识和期待 3 个维度的问卷组成,同时还编制了临床表现评估表。除了训练前 14 天和训练后 3 天的测试,该研究还使用了 Likert 量表。文中没有提及研究的局限性。值得注意的是,该研究结果表明没有 1 项干预措施能有效地改善脓毒症复苏的临床管理[46]。

我们对纳入的文章单独进行评价,其中 2 篇由于质量评价较低而被排除(表 11.2)。用于评价临床表现水平的分数[47]以及人体模型在能力发展中的作用,都与脓毒症患者的早期管理有关[48]。

在表 11.2 的第 1 项研究中,在能力评估期间,训练前测试的正答率为 64% 和 60%,而在模拟训练后,正答率上升到 83%[47]。

技术部分采用 16 项的评分系统,平均 7 项。在非技术部分,35 个项目中的平均值为 26 项，技术部分和非技术部分得分之间的相关性很高。这些分数可以确定学生技能和知识的高低程度[48]。

四、讨论

模拟是基础科学、临床科学以及手术教学中十分有用的工具[49-51]。然而一些观点限制了它在某些具体场景中的使用。从认知的角度来看，模拟确实是最有前途的新方法之一，并且可能是有效的[52,53]。

在目前所知范围内，能够回答本研究主要问题的研究数量十分有限。这可能是因为模拟是一个相对较新的领域，需要脓毒症以及诸多其他疾病背景下（诸如冠状动脉综合征，创伤，急性呼吸窘迫综合征等）更多的研究证据。

本综述的所有研究均为流行病学、观察性、分析性、纵向的队列研究和前瞻性研究。这些研究旨在比较两个人群之间某一特定结果的发生率，其中一个人群暴露于某一暴露因子，在这种情况下，通过模拟教学与其他教学方式进行对比，以确定坚持拯救脓毒症运动推荐的结果。研究人群是根据存在某一特征而选择的，对于研究人员来说，即是一个正在接受训练的本科生或研究生[54]。

这样的研究方法曾被用来证明模拟教学的优势，如一篇关于基于模拟的中心静脉导管置入训练对于降低导管相关感染风险的效果的研究。该研究是一项观察性队列研究，在一所大学附属医院的成人重症监护室进行，92 名内科住院医师参与其中。该研究在 32 个月的时间里，比较了基于模拟的教育干预前后导管相关感染的发生率。结果表明，与干预前导管相关感染的发生率（3.20/1000 导管日）相比，模拟器训练后在同一病房发现的比率显著降低（0.50/1000 个导管日，$P=0.001$），并与整个研究期间在同一医院的另一个重症监护病房发现的比率（5.03/1000 导管日）进行比较（$P=0.001$）。作者得出结论，中心静脉导管置入的模拟训练干预显著改善了患者的预后[55]。

采用随机化方法将人群分为不同的研究组，保证了研究组之间具有可比性和同质性，避免了研究者的偏倚，提高了统计学的显著性差异。纳入的研究中只有 2 项是随机的，只有 1 项多中心的研究。多中心的研究不仅可以迅速增加参与者的数量，而且有更多的可能性将结果应用于不同人群。

这些方法在支持模拟的研究中也很常见，例如一项对比虚拟现实训练与真实腹腔镜手术训练效果的研究[56]。这是一项前瞻性、随机对照、盲法的临床试验，在丹麦某地区的 7 家医院的妇科进行，24 名从事妇产科工作 2 年以内的住院医师被纳入其中。模拟机训练组（$n=11$）总分中位数为 33 分（IQR 32～36 分），相当于

20~50 次腹腔镜手术后的经验。相比之下，对照组（$n=10$）总分中位数显著降低，仅 23 分（$P<0.001$），相当于不到 5 次手术的经验。模拟机训练组总手术时间为 12 min（IQR 10~14 min），对照组为 24 min（$P<0.001$）。合格者之间的相关性为 0.79。结论显示，以模拟机为基础的训练可以提高腹腔镜手术的水平。中等经验的腹腔镜医师的表现水平有所提高，手术时间缩短了一半。

然而，医学模拟过程中的效果评估是复杂的，特别是对于相对主观的非技术因素（如团队合作和沟通）的评估。定性研究确定了对患者和护理者真正重要的因素，以及寻求改善时遇到的障碍，并解释了明显改善或没有改善的原因。然而，有些问题可能无法衡量[57]。专家共识是目前最常用的、需要通过不同测试的打分建立各种技能规范的最常用方法，这也被用于表 11.1 和表 11.2 的 6 项研究中。LIKERT 量表用于评估社会背景下的不同态度，并且在 Justin 等人和 Chinh Huang Li 等人的研究[58]中作为一种评价工具使用，鉴于其序数量表的特点，它被用于视频和实时之间的比较。第 1 种方法可用于评估危机期间的团队合作和沟通，然而只有 1 项研究使用了这种方法[59]。其他研究表明，参与者在实际情境中得到的分数相较于通过视频进行评估的参与者更高[60]。“情境意识”是对影响人类任务发展的特定情境因素的心理表征和理解，因其复杂性独立于情境因素。根据认知心理学的观点，它指的是进行恰当而有效的决策的心理模式[61]，在此基础上开发的 SAGAT，被 Hänsel 等人应用于问卷形式的非技术技能评价，问卷根据认知、意识和预期进行评分[62]。

表格中分析的研究使用了不同的训练前和训练后测试。根据作者的设计，每一项都评估了现有的脓毒症运动中提出严重脓毒症早期治疗的关键衡量指标，如乳酸、静脉饱和度评估、液体、抗生素、血管活性药物和肌力药物等。为了评估模拟的效果，还使用了基于感染性休克和严重脓毒症患者管理的检查表。培养医学生的技术和非技术技能是产生有效临床行为的最佳途径[63]。

一些研究使用了调查，例如先前提到的评估基于模拟学习的中心静脉导管置入效果的研究。在这项纳入 41 名内科住院医师的队列研究中，受试者在 5 个月的时间里轮流在重症监护室工作。对 13 名接受过传统训练的住院医师进行了穿刺次数、并发症和自信心的调查。同时，另 28 名住院医师进行经颈内静脉和锁骨下静脉置入中心静脉导管的模拟训练。根据研究的结果，所有住院医师的中心静脉置管通过率（79.1%）均不低于最低值，颈静脉（94.8%±10），锁骨下（91.1%±17.8）（$P<0.001$）。接受过模拟器训练的住院医师对自己的手术技能更有信心（模拟训练为 81±11，传统训练为 68±20，$P=0.02$）。另外，基于模拟的学习提高了住院医师插入中心静脉导管的技能，减少了穿刺次数，并且增加了住院医师的信心[64]。

表 11.2　由于 STROBE 得分低进行单独分析的研究的主要特征

作者/期刊/年限/国家	标题	目的	研究类型/参与者总数	措施或方法	结论	STROBE 评分	干预评估
Ottestad 等[46]，*Crit Care*，2007，美国	Evaluating the manage ment of septic shock using patient simulation	为了开发一个可以在个人和团体层面上评估感染性休克的管理评分系统	回顾性队列研究/在重症监护室轮转的内科、外科和麻醉学住院医师	从技术（管理指南）和非技术（团队领导、沟通、应急计划和资源使用）层面对感染性休克的管理进行了评估	基于与感染性休克管理有关的知识，对能力和行为进行客观的测试。得分可以鉴定出管理水平的高低	13	1
Mah 等[47]，*Simul Healthcare*，2009，美国	Mannequin simulation identifies common surgical intensive care teamwork errors long after introduction of sepsis guideline	由跨学科医师团队通过对模拟人体模型的分析，识别关于脓毒症的治疗差错，并借此提高医师对脓毒症一系列治疗策略的依从性，从而增加医师的脓毒症相关知识，并寻找其他可能导致脓毒症不良预后的原因	前瞻性队列研究/74 名临床医生	1. 介绍医院内脓毒症的一系列治疗措施。 2. 每队在训练前接受一系列脓毒症治疗的培训措施。12 个小组进行了一项基于感染性休克患者人体模型的模拟实验，实时评估脓毒症的一系列治疗措施，并使用录像记录会议，与团队一起进行汇报分析	人体模型模拟训练中，执行不同任务的方法无法用对训练前测试的认识不足解释。基于人体模型的模拟训练可以作为识别和探索这些未知因素的有用工具	14	2B

任务完成情况报告是询问阶段的一个要素，在报告过程中，参与者可以收到对所采取措施的反馈和分析，以便从实践环节中获得知识[65]。

在分析的研究中，没有具体描述模拟后反馈（任务完成情况报告）的特征。模拟是一种旨在提高医学知识和技能获取的教育策略，其长期评估尚不清楚[66]。

关于模拟在脓毒症中的优势的研究很少，然而大多数本文中分析的研究报告表明，与传统管理相比，使用模拟训练时参与者的技能有所提高。唯独 Hänsel 等人的文章不同，该研究报道基于模拟的培训能够显著提高考试成绩，而不是临床表现。这表明关于某一学科的理论知识并不意味着能够充分地应用于临床实践。模拟是一门新兴的科学，需要更多的研究以便最大限度地发挥其功效，而尚无标准化的模拟训练效果的评估方法。本系统综述中纳入的研究的异质性不允许进行荟萃分析，因为在这些研究中不可能进行定量测量。

循证医学试图向医学实践靠拢。这一事实催生了更多的科学文章，它们通过描述研究的原始结果而撰写和发表，目的是以清晰、简洁和忠实的方式交流想法和信息。因此，研究的内部验证很重要，因为它显示了结果的准确性[67]。

鉴于 STROBE 在观察研究分析中的特异性，本研究采用其作为批判性分析文献的方法之一。这一工具是为了回答许多层面的信息质量问题而创建的，因为大多数证据都是经验性的，并且是基于观察设计的。为此，专家组设计了一个检查表，以期提高这类研究出版物的质量和理解性。

关于最后一列评估干预措施的内容，Kirkpatrick 水平表明，参与者对模拟训练的满意度很高。这表明大部分研究都是在第 2 级（2B），这意味着进行模拟训练能够转化为重症监护室中有关脓毒症管理的知识和技能的提升。同时，这也支持模拟训练能够改善不同领域学习的计划、方法和评估水平。

对于由于 STROBE 得分较低而被排除在主要分析之外的文章，能够确定其首要目标是通过得分（包括技术和非技术因素）评估不同组参与者在脓毒症患者管理方面的表现[47]。其次要目标是评估其他工具（如人体模型）训练拯救脓毒症运动指南依从性的效果[48]。此外，两项都是队列研究，一项是回顾性研究，另一项是前瞻性研究，其中，一项研究报道参与者的数量。文献中报道的方法因研究类型不同而不同，但两种方法都评估了感染性休克和脓毒症治疗指南的使用。两篇研究的 STROBE 评分分别为 13 分和 14 分。我们必须承认这些研究作者的工作，因为很难在一个组中实施理想的干预[68]。针对全院工作人员的教育策略的使用已经显示出对脓毒症患者治疗监测的一些作用[69-71]。将这些策略与模拟训练相结合可能得到更好的结果。

五、局限性

本文采用系统综述的方法，对文献进行了综述。这种方式受到研究质量及其方法本身的限制，然而我们对所有纳入的研究都进行了分析。所有的研究都是队列研究，易受偏倚的影响，尤其是信息选择偏倚和混杂偏倚。出于纳入研究的可获得性，本文仅对检索过程中获得的英文文章进行了综述。

本系统综述中的 STROBE 评分表明，有关的研究缺乏严格的流行病学方法，这造成了本文的局限性。在表 11.1 中，对 STROBE 得分达标的文章进行了分析。显而易见的是，被纳入的研究都没有充分考虑偏倚的影响，也没有考虑避免偏倚的替代方法。此外，使用的统计方法在某些情况下令人困惑，大多数研究做出有关赞助的利益冲突声明。

另一个限制是缺乏对 Kirkpatrick 第 4 水平的影响的测量，这使得模拟训练带来结构性的改进并不能作为一项证据。

六、结论

在训练拯救脓毒症运动提出的一系列临床治疗措施的实践中，模拟是一种有效的教学方法，它提高了学生和专业人员的医学知识和技能，然而能够在本科生和研究生群体中提高脓毒症早期治疗措施的依从性，以及发展沟通和团队合作技能的研究仍然是匮乏的。

作者声明本研究不存在利益冲突。

参考文献

[1] Ziv A, Erez D, Munz Y, et al. The Israel Center for Medical Simulation: a paradigm for cultural change in medical education. Acad Med. 2006;81:1091-7.

[2] Kneebone R, Nestel D, Wetzel C, et al. The human face of simulation: patient-focused simulation training. Acad Med. 2006;81:919-24.

[3] Bradley P. The history of simulation in medical education and possible future directions. Med Educ. 2006;40:254-62.

[4] Sexton HJB, Thomas EJ, Helmreich RL. Error, stress, and teamwork in medicine and aviation: cross sectional surveys. BMJ. 2000;320:745-9.

[5] Helmreich RL, Schaefer HG. Team performance in the operating room. In: Bogner M, editor. Human error in medicine. 1st ed. Hillsdale, NJ: Laurence Erlbaum; 1994.

[6] Issenberg SB, McGaghie WC, Hart IR, et al. Simulation technology for health care professional skills training and assessment. JAMA. 1999;282:861-6.

[7] McIvor W, Burden A, Weinger MB, Steadman R. Simulation for maintenance of certification in anesthesiology: the first two years. J Contin Educ Heal Prof. 2012;32(4):236-42.

[8] Graber MA, Wyatt C, Kasparek L, Xu Y. Does simulator training for medical students change patient opinions and attitudes toward medical student procedures in the emergency department? Acad Emerg Med. 2005;12(7):635-9.

[9] Sherwood G, Thomas E, Bennett DS, Lewis P. A teamwork model to promote patient safety in critical care. Crit Care Nurs Clin North Am. 2002;14:333-40.

[10] Leipzig RM, Hyer K, Ek K, et al. Attitudes toward working on interdisciplinary healthcare teams: a comparison by discipline. JAM Geriatr Soc. 2002;50:1141-8.

[11] Arnstein F. Catalogue of human error. Br J Anaesth. 1997;79:645-56.

[12] Yee B, Naik VN, Joo HS, et al. Nontechnical skills in anesthesia crisis management with repeated exposure to simulation-based education. Anesth. 2005;103:241-8.

[13] Dombrovskiy VY, Martin AA, Sunderram J, Paz HL. Rapid increase in hospitalization and mortality rates for severe sepsis in the United States: a trend analysis from 1993 to 2003. Crit Care Med. 2007;35:1244-50.

[14] Rivers E, Nguyen B, Havstad S, Ressler J. Early goal-directed therapy in the treatment of severe sepsis and septic shock. N Engl J Med. 2001;345:

1368-77.

[15] Downey A, Quach J, Haase M. Characteristics and outcomes of patients receiving a medical emergency team review for acute change in conscious state or arrhythmias. Crit Care Med. 2008;36:477-81.

[16] Rodriguez F, Barrera L, De Lar osa G, et al. The epidemiology of sepsis in Colombia: a prospective multicenter cohort study in ten university hospitals. Crit Care Med. 2011;39(7):1675-82.

[17] Angus DC, Linde-Zwirble WT, Lidicker J, et al. Epidemiology of severe sepsis in the United States: analysis of incidence, outcome, and associated costs of care. Crit Care Med. 2001;29(7):1303-10.

[18] Kortgen A, Niederprüm P, Bauer M. Implementation of an evidence-based "standard operating procedure" and outcome in septic shock. Crit Care Med. 2006;34:943-9.

[19] Zubrow MT, Sweeney TA, Fulda GJ, et al. Improving care of the sepsis patient. Jt Comm J Qual Patient Saf. 2008;34(4):187-91.

[20] Focht A, Jones AE, Lowe TJ. Early goal-directed therapy: improving mortality and morbidity of sepsis in the emergency department. Jt Comm J QualPatient Saf. 2009;35(4):186-91.

[21] Puskarich MA, Marchick MR, Kline JA, Steuerwald MT, Jones AE. One year mortality of patients treated with an emergency department based earlygoal directed therapy protocol for severe sepsis and septic shock: a before and after study. Crit Care. 2009;13(5):R167.

[22] Moore LJ, Jones SL, Kreiner LA, et al. Validation of an screening tool for the early identify cation of sepsis. J Trauma. 2009;66(6):1539-47.

[23] Zambon M, Ceola M, Almeida-de-Castro R, Gullo A, Vincent JL. Implementation of the surviving sepsis campaign guidelines for severe sepsis and septic shock: we could go faster. J Crit Care. 2008;23(4):455-60.

[24] El Solh AA, Akinnusi ME, Alsawalha LN, Pineda LA. Outcome of septic shock in older adults after implementation of the sepsis "bundle". J Am Geriatr

Soc. 2008;56(2):272-8.

[25] Sebat F, Musthafa AA, Johnson D, et al. Effect of a rapid response system for patients in shock on time to treatment and mortality during 5 years. Crit Care Med. 2007;35(11):2568-75.

[26] Jones AE, Focht A, Horton JM, Kline JA. Prospective external validation of the clinical effectiveness of an emergency department-based early goal-directed therapy protocol for severe sepsis and septic shock. Chest. 2007;132(2):425-32.

[27] Chen ZQ, Jin YH, Chen H, Fu WJ, Yang H, Wang RT. Early goal-directed therapy lowers the incidence, severity and mortality of multiple organ dysfunction syndrome [in Chinese]. Nan Fang Yi Ke Da Xue Xue Bao. 2007;27(12):1892-5.

[28] Nguyen HB, Corbett SW, Steele R, et al. Implementation of a bundle of quality indicators for the early management of severe sepsis and septic shock is associated with decreased mortality. Crit Care Med. 2007;35(4):1105-12.

[29] Qu HP, Qin S, Min D, Tang YQ. The effects of earlier resuscitation on following therapeutic response in sepsis with hypoperfusion. [in Chinese]. Zhonghua Wai Ke Za Zhi. 2006;44(17):1193-6.

[30] Lin SM, Huang CD, Lin HC, Liu CY, Wang CH, Kuo HP. A modified goal-directed protocol improves clinical outcomes in intensive care unit patients with septic shock: a randomized controlled trial. Shock. 2006;26(6):551-7.

[31] Micek ST, Roubinian N, Heuring T, et al. Before-after study of a standardized hospital order set for the management of septic shock. Crit Care Med. 2006;34(11):2707-13.

[32] Trzeciak S, Dellinger RP, Abate NL, et al. Translating research to clinical practice: a 1-year experience with implementing early goal-directed therapy for septic shock in the emergency department. Chest. 2006;129(2):225-32.

[33] Shapiro NI, Howell MD, Talmor D, et al. Implementation and outcomes ofthe multiple urgent sepsis therapies (MUST) protocol. Crit Care Med. 2006;34(4):1025-32.

[34] Sebat F, Johnson D, Musthafa AA, et al. A multidisciplinary community hospital program for early and rapid resuscitation of shock in nontrauma patients. Chest. 2005;127(5):1729-43.

[35] Gao F, Melody T, Daniels DF, Giles S, Fox S. The impact of compliancewith 6-hour and 24-hour sepsis bundles on hospital mortality in patients with severe sepsis: a prospective observational study. Crit Care. 2005;9(6):R764-70.

[36] Rivers E. Point: adherence to early goal-directed therapy: does it really matter? Yes. After a decade, the scientific proof speaks for itself. Chest. 2010; 138:476-80.

[37] Mikkelsen ME, Gaieski DF, Goyal M, et al. Factors associated with nonadherence with early goal-directed therapy in the ED. Chest. 2010; 138(3): 551-8.

[38] Corvetto M, Bravo MP, Montaña R, Utili F, Escudero E, Boza C, et al. Simulation in medical education: a synopsis. Rev Med Chil. 2013;141(1):70-9.

[39] Ferrer R, Artigas A, Levy MM, Blanco J, González-Díaz G, Garnacho-Montero J, et al. Edusepsis Study Group. Improvement in process of care and outcome after a multicenter severe sepsis educational program in Spain. JAMA. 2008; 299(19):2294-303.

[40] Strengthening the reporting of observational studies in epidemiology (STROBE Statement). STROBE checklists. http://www.strobe-statement.org/index.

[41] Issenberg BS, McGaghie WM, Petrusa ER, Gordon DL, Scalese RJ. Features and uses of high-fidelity medical simulation that lead to effective learning: a BEME systematic review. Med Teach. 2005;27(1):10-28.

[42] Kirkpatrick D. Evaluation of training. In: Craig R, Mittel I, editors. Training and development handbook. New York, NY: McGraw Hill; 1967. p. 87-112.

[43] Williams JB, McDonough MA, Hilliard MW, et al. Intermethod reliability of real-time versus delayed videotaped evaluation of a high-fidelity medical simulation septic shock scenario. Acad Emerg Med. 2009;16(9):887-93.

[44] Nguyen HB, Daniel-Underwood L, Van Ginkel C, Wong M. An educational

course including medical simulation for early goal-directed therapy and the severe sepsis resuscitation bundle: an evaluation for medical student training. Resuscitation. 2009;80(6):674-9.

[45] Hänsel M, Winkelmann AM, Hardt F, Gijselaers WH, et al. Impact of simulator training and crew resource management training on final-year medical students´ performance in sepsis resuscitation: a randomized trial. Minerva Anestesiol. 2012;78(8):901-9.

[46] Li CH, Kuan WS, Mahadevan M, Daniel-Underwood L. A multinational randomised study comparing didactic lectures with case scenario in a severe sepsis medical simulation course. Emerg Med J. 2012;29(7):559-64.

[47] Ottestad E, Boulet JR, Lighthall GK, et al. Evaluating the management of septic shock using patient simulation. Crit Care Med. 2007;35(3):769-75.

[48] Mah WJ, Bingham K. Dobkin Ed, et al. Mannequin simulation identifies common surgical intensive care teamwork errors long after introduction of sepsis guideline. Simul Healthcare. 2009;4(4):193-9. https://doi.org/10.1097/SIH.0b013e3181abe9d6.

[49] Via DK, Kyle RR, Trask JD, Shields CH, Mongan PD. Using high-fidelitypatient simulation and an advanced distance education network to teach pharmacology to second-year medical students. J Clin Anesth. 2004;16(2):144-51.

[50] Fitch MT. Using high-fidelity emergency simulation with large groups of preclinical medical students in a basic science course. Med Teach. 2007;29(2-3):261-3.

[51] Van Sickle KR, Ritter EM, Smith CD. The pretrained 78 novice: using simulation-based training to improve learning in the operating room. Surg Innov. 2006;13(3):198-204.

[52] Murray DJ. Current trends in simulation training in anesthesia: a review. Minerva Anestesiol. 2011;77:528-33.

[53] Bressan F, Buti G, Boncinelli S. Medical simulation in anesthesiology training. Minerva Anestesiol. 2007;73:1-11.

[54] Woodward M. Epidemiology: study design and data analysis. Oxford: Chapman & Hall/CRC; 2005. p. 849.

[55] Barsuk JH, Cohen ER, Feinglass J, WC MG, Wayne DB. Use of simulation-based education to reduce catheter-related bloodstream infections. Arch Intern Med. 2009; 169 (15): 1420-3. https://doi.org/10.1001/archinternmed.2009.215.

[56] Larsen CR, Soerensen JL, Grantcharov TP, Dalsgaard T, Schouenborg L, Ottosen C, et al. Effect of virtual reality training on laparoscopic surgery: randomised controlled trial. BMJ. 2009; 338: b1802. https://doi.org/10.1136/bmj.b1802.

[57] Pope C, van Royen P, Baker R. Qualitative methods in research on healthcare quality. Qual Saf Health Care. 2002;11:148-52.

[58] Jamieson S. Likert scale. In: Boslaugh S, editor. Encyclopedia of epidemiology. Thousand Oaks, CA: SAGE Publications, Inc; 2008. p. 603-5. https://doi.org/10.4135/9781412953948.n261.

[59] Bahl R, Murphy DJ, Strachan B. Qualitative analysis by interviews and video recordings to establish the components of a skilled low-cavity non-rotational vacuum delivery. BJOG. 2009;116:319-26.

[60] Benson AA, Bobo LS, Green MS. Comparison of video and real-time scoring techniques. J Allied Health. 2012;41(3):118-22.

[61] Jeannot E, Kelly C, Thompson D. The development of situation awareness measures in ATM systems. Eurocontrol: Bruselas; 2003.

[62] Wright MC, Taekman JM, Endsley MR. Objective measures of situation awareness in a simulated medical environment. Qual Saf Health Care. 2004;13(Suppl 1):i65-71.

[63] Bressan F, Cabrini L. Simulation and non-technical skills: the way is correct but more accurate researches are mandatory (Letter to the editor). Miner Anestesiol. 2012;78(11):1306.

[64] Barsuk JH, WC MG, Cohen ER, Balachandran JS, Wayne DB. Use of simula-

tion-based mastery learning to improve the quality of central venous catheter placement in a medical intensive care unit. J Hosp Med. 2009;4(7):397-403. https://doi.org/10.1002/jhm.468.

[65] Fanning RM,Gaba DM. The role of debriefing in simulation-based learning. Simul Healthcare. 2007;2:115-25.

[66] Couper K,Salman B,Soar J,Perkins JD. Debriefing to improve outcomes from critical illness: a systematic review and meta-analysis. Int Care Med. 2013;39:1513-23.

[67] Bhopal R,Macfarlane G,Cairns SW. What is the future of epidemiology? Lancet. 2011;378(9790):464-5.

[68] Stroup DF,Berlin JA,Morton SC,et al. Meta-analysis of observational studies in epidemiology: a proposal for reporting. Meta-analysis of observational studies in epidemiology (MOOSE) group. JAMA. 2000;283:2008-12.

[69] Capuzzo M,Rambali M,Pinelli G,et al. Hospital staff education on severe sepsis/septic shock and hospital mortality: an original hypothesis. BMC Anesthesiol. 2012;12:28.

[70] Girardis M,Rinaldi L,Donno L,Marietta M,et al. Effects on management and outcome of severe sepsis and septic shock patients admitted to the intensive care unit after implementation of a sepsis program: a pilot study. Crit Care. 2009;13:R143.

[71] Chen YC,Chang SC,Pu C,Tang GJ. The impact of nationwide education-program on clinical practice in sepsis care and mortality of severe sepsis: a population-based study in Taiwan. PLoS One. 2013;8:e77414.

名词对照 »

A

Acinetobacter baumannii	鲍曼不动杆菌
Acquired immune responses	获得性免疫应答
Acquired responses	获得性反应
Activated protein C (APC)	活化蛋白 C(APC)
Active surveillance	主动监测
Acute lung injury (ALI)	急性肺损伤(ALI)
Acute pyelonephritis	急性肾盂肾炎
Acute respiratory distress syndrome (ARDS)	急性呼吸窘迫综合征(ARDS)
Ad hoc teams	临时团队
Adaptive immune response	适应性免疫应答
Aminoglycoside	氨基糖苷
Amoxicillin-clavulanate	阿莫西林克拉维酸
AmpC	头孢菌素酶
Antibiogram	抗菌谱
bacterial population, analysis of	细菌种群,分析
interpretative reading	解释性阅读
antibiotic, enzymatic modification	抗生素,酶的修饰
antibiotic resistance, molecular mechanisms	抗生素耐药性,分子机制
bacterial resistance, local epidemiology of	细菌耐药性,当地流行病学
Enterococcus	肠球菌
Gram-negative bacteria	革兰氏阴性菌
Gram-positive bacteria	革兰氏阳性菌
identification, bacterial resistance	鉴定,细菌耐药性
microorganism, identification of	微生物,鉴定

permeability, alterations in 渗透性，改变
pillars of 支柱
target, modifications 靶点，修饰
treatment recommendations 治疗建议
interpreted reading of 解释性阅读
treatment, clinical categories 治疗，临床分类
Antibiotic 抗生素
drug consumption and inappropriate use 药品消耗和不当使用
enzymatic modification 酶促修饰
Antibiotic resistance 抗生素耐药性
molecular mechanisms 分子机制
prevention 预防
active surveillance 主动监测
antimicrobial stewardship 抗菌药物管理
chlorhexidine bathing 洗必泰擦浴
isolation measures 隔离措施
multimodal WHO handwashing strategy 多模式世界卫生组织洗手法
oral and gastrointestinal selective decontamination 口服和胃肠道选择性去污
terminal cleaning and disinfection 终端清洁消毒
Antibiotic-resistant infections 耐药菌感染
Antigen-presenting cells (APCs) 抗原呈递细胞(APC)
Antimicrobial resistance (AMR) 抗生素耐药性(AMR)
Antimicrobial stewardship 抗菌药物管理
Antithrombin Ⅲ(ATⅢ) 抗凝血酶Ⅲ(ATⅢ)
Aspergillus 曲霉菌
Associated molecular patterns 相关分子模式

B

Backup behavior 备份行为
Bacterial resistance, local epidemiology of 细菌耐药性，当地流行病学

Beta-lactamase β-内酰胺酶

Biomarkers 生物标志物

BioScore 一个评估工具

burn 烧伤

CD64 CD64

cytokines 细胞因子

development 发展

diagnostic accuracy 诊断准确性

pathophysiology, sepsis 病理生理学，脓毒症

protein 蛋白质

CRP C-反应蛋白

LBP 脂多糖结合蛋白

PCT 降钙素原

presepsin 可溶性 CD14 亚型

transplants 移植物

TREM-1 髓系细胞触发受体-1

BioScore 生物学评分

Bronchopneumonia pattern 支气管肺炎

Bundles 集束化

Burns 烧伤

C

C5a-C5a receptor axis C5a-C5a 受体轴

Carbapenem 碳青霉烯

Carbapenemases 碳青霉烯酶

Cardiovascular system 心血管系统

Catabolism syndrome 分解代谢综合征

CD64 CD64

Cefepime 头孢吡肟

Cefoxitin 头孢西丁

Central nervous system	中枢神经系统
Central venous oxygen saturation ($ScvO_2$)	中心静脉血氧饱和度($ScvO_2$)
Central venous pressure (CVP)	中心静脉压(CVP)
cfr	质粒介导的核糖体甲基转移酶
Chest X-ray	胸部 X 光检查
Chlorhexidine bathing	洗必泰擦浴
Clinical simulation	临床模拟
Clostridium difficile	艰难梭菌
Coagulation	凝血
Colistimethate sodium (CMS)	多黏菌素 E 甲磺酸钠(CMS)
Colistin	多黏菌素
Colloids	胶体
Community-acquired pneumonia (CAP)	社区获得性肺炎(CAP)
Compensatory anti-inflammatory response syndrome (CARS)	代偿性抗炎反应综合征(CARS)
Constitutively MLSB (cMLSB)	组成型 MLSB(cMLSB)
C-reactive protein (CRP)	C 反应蛋白(CRP)
Crisis resource management (CRM)	危机资源管理(CRM)
Crystalloids	晶体
Cytokine	细胞因子

D

Debriefing	汇报
Delphi method	德尔菲法
Dendritic cells (DCs)	树突状细胞(DC)
Diffuse alveolar hemorrhage	弥漫性肺泡出血
Disability-adjusted life years (DALY)	伤残调整生命年(DALY)
high-income countries	高收入国家
lower-middle-income countries	中低收入国家
low-income countries	低收入国家

upper-middle-income countries	中高收入国家
Disease burden	疾病负担

E

Early activation genes	早期激活基因
Early goal-directed therapy (EGDT)	早期目标导向治疗(EGDT)
Economic burden	经济负担
Efflux pump	外排泵
Endocrine system	内分泌系统
Endothelium	内皮细胞
Enterobacteriaceae	肠杆菌科
AmpC	头孢菌素酶
carbapenemases	碳青霉烯酶
ESBL	超广谱β内酰胺酶
Enterococcus Spp.	肠球菌属
E. faecium	屎肠球菌
Epidemiologic transition	流行病学转变
Erythromycin	红霉素
Evidence-based medicine	循证医学
Extended-spectrum beta-lactamases (ESBL)	超广谱β-内酰胺酶(ESBL)

F

Focal/lobar pneumonia	局灶性/大叶性肺炎

G

Gastrointestinal systems	肠胃系统
Gelatines	明胶
Global Burden of Disease (GBD)	全球疾病负担(GBD)
Glycopeptides, resistance to	糖肽,抵抗
Gram-positive bacteria	革兰氏阳性菌

Ground-glass pattern	毛玻璃样

H

Halo sign	光晕征
Handwashing moments	洗手时间
Handwashing technique	洗手法
Healthcare	医疗保健
Hepatic systems	肝系统
HRCT	高分辨率 CT(HRCT)
Human simulation	模拟人
Hydrophilic antibiotics	亲水性抗生素
Hydroxyethyl starches (HES)	羟乙基淀粉(HES)
Hypoperfusion	低灌注
Hypotension	低血压

I

IL-10	白介素-10
IL-6	白介素-6
Immature myeloid cells	未成熟髓细胞
Immune suppression	免疫抑制
Immunity	免疫
acquired immune responses	获得性免疫应答
APCs	抗原呈递细胞(APCs)
associated molecular patterns	相关分子模式
C5a-C5a receptor axis	C5a-C5a 受体轴
early activation genes	早期激活基因
immune response	免疫应答
immune suppression, causes	免疫抑制,病因
innate immune receptors	先天免疫受体
NLRs	核苷酸结合寡聚结构域样受体

RLRs	维甲酸诱导基因(RIG)样受体
TLRs	toll 样受体(TLRs)
intracellular signaling system	细胞内信号传导系统
PICS	持续性炎症/免疫抑制和分解代谢综合征
Immunoparalysis	免疫麻痹
Immunosuppression	免疫抑制
Inducible MLSB (iMLSB)	诱导型 MLSB(iMLSB)
Infectious diseases	传染病
Innate responses	固有免疫应答
Innfluenza A virus	甲型流感病毒
Inoculum effect	接种效应
Intact teams	完整团队
Interpretative reading of the antibiogram (IRA)	解读抗菌谱(IRA)
antibiotic, enzymatic modification	抗生素,酶促修饰
antibiotic resistance, molecular mechanisms	抗生素耐药性,分子机制
bacterial resistance	细菌耐药性
identification	鉴定
local epidemiology of	当地流行病学
Enterococcus	肠球菌
gram-negative bacteria	革兰氏阴性菌
gram-positive bacteria	革兰氏阳性菌
microorganism, identification of	微生物,鉴定
permeability, alterations in	渗透性,改变
pillars of	支柱
target, modifications	靶点,修饰
treatment recommendations	治疗建议
Interstitial pattern	间隙型
Intracellular signaling system	细胞内信号传导系统
Intravenous fluids	静脉输液

K

Klebsiella pneumoniae 肺炎克雷伯菌

L

Linezolid 利奈唑胺
Lipopolysaccharide-binding protein (LBP) 脂多糖结合蛋白(LBP)
Lung abscess 肺脓肿
Lung infections 肺部感染

M

Mycobacterium Spp. 分枝杆菌属
M. pneumoniae 肺炎支原体
M. tuberculosis 结核分枝杆菌
Macrophages 巨噬细胞
Mammalian toll-like receptors 哺乳动物 toll 样受体
Mean arterial pressure (MAP) 平均动脉压(MAP)
Medicare Part D 医疗保险 D 部分
Metallo-carbapenemases 金属碳青霉烯酶
Methicillin-sensitive Staphylococcus aureus (MSSA) 甲氧西林敏感的金黄色葡萄球菌(MSSA)
Minimum inhibitory concentrations (MICs) 最小抑菌浓度(MIC)
mprF gene mprF 基因
Multiple organ failure (MOF) 多器官功能衰竭(MOF)
clinical characteristic 临床特征
pathophysiological considerations 病理生理因素
prevention and treatment 预防和治疗
Myeloid differentiation protein (MyD) 88 髓样分化蛋白 88(MyD88)

N

NOD-like receptors NOD 样受体

Nodules	结节
Non-fermented gram-negative Bacillus	非发酵革兰氏阴性杆菌

O

OprD porin channel	OprD 孔蛋白通道
Organ dysfunction	器官功能障碍
Outer membrane, permeability	外膜,通透性
OXA	乙二酸
Oxazolidinones	恶唑烷酮

P

Pathogen-associated molecular patterns (PAMPs)	病原相关分子模式(PAMPs)
Penicillin-binding protein (PBP)	青霉素结合蛋白(PBP)
Penicillinase	青霉素酶
Peptidoglycan	肽聚糖
Performance monitoring, teamwork	性能监控,团队合作
Permeability	渗透性
Persistent inflammation	持续性炎症
Persistent inflammation/immunosuppression and catabolism syndrome (PICS)	持续性炎症/免疫抑制和分解代谢综合征(PICS)
Phenylboronic acid	苯硼酸
Physical simulation	物理模拟
Piperacillin-tazobactam	哌拉西林他唑巴坦
Pleural infection	胸膜感染
Pneumonia	肺炎
ARDS	急性呼吸窘迫综合征
Aspergillus	曲霉菌
diagnosis of	诊断
differential diagnosis	鉴别诊断
lung abscess	肺脓肿

M. pneumoniae 肺炎支原体
M. tuberculosis 结核分枝杆菌
P. jiroveci 耶氏肺孢子菌
pleural infection 胸膜感染
radiographic patterns 影像学表现
S. aureus 金黄色葡萄球菌
S. pneumoniae 肺炎链球菌
viruses 病毒
Pneumocystis. jiroveci 耶氏肺孢子菌
Polymyxin 多黏菌素
Porins 孔蛋白
Presepsin 可溶性 CD14 亚型
Procalcitonin (PCT) 降钙素原(PCT)
Professional antigen-presenting cell dysfunction 专职抗原呈递细胞功能障碍
Programmed death 1 (PD-1) protein receptor 程序性死亡 1(PD-1)蛋白受体
Protein programmed death ligand 1 (PDL1) 蛋白质程序性死亡配体 1(PDL1)
Pseudomonas aeruginosa 铜绿假单胞菌
Pulmonary abscess 肺脓肿
Pulmonary infection 肺部感染
Pulmonary system 肺系统

Q

QUADAS instrument QUADAS 工具
Quick SOFA (qSOFA) 快速 SOFA(qSOFA)
Quinolones, resistance to 喹诺酮类，抵抗

R

Rapid response team 快速反应小组
Renal system 肾脏系统
Resistance mechanisms 耐药机制

Enterobacteriaceae	肠杆菌科
AmpC	头孢菌素酶
carbapenemases	碳青霉烯酶
ESBL	超广谱β-内酰胺酶(ESBL)
Enterococcus faecium, vancomycin	屎肠球菌,万古霉素
non-fermented gram-negative Bacillus	非发酵革兰阴性杆菌
Staphylococcus aureus	金黄色葡萄球菌
Retinoic acid-inducible gene-like receptors (RLRs)	维甲酸诱导基因样受体(RLR)
Rivers protocol	里弗斯协议

S

SCCmec	葡萄球菌盒式染色体
Sepsis	脓毒症
CFCA	中国金融认证中心
clinical criteria	临床标准
clinical definition of	临床定义
coagulation	凝血
colloids	胶体
crystalloids	晶体
CVP and $ScvO_2$	中心静脉压和中心静脉氧饱和度
definition	定义
diagnosis	诊断
diagnostic utility	诊断效率
EGDT	早期目标导向治疗
evaluation and development, therapies in	评估和改进,治疗
frame of reference	参照系
glucose control	血糖控制
hemodynamic subgroups	血液动力学亚组
initial management	初始治疗

intravenous fluids	静脉输液
lactate value and utility	乳酸的价值和效用
organ dysfunction	器官功能障碍
pathophysiology	病理生理学
prevailing theory of	流行理论
qSOFA	快速 SOFA
resuscitation volume	液体复苏
SOFA score	SOFA 评分
transfusion therapy	输液治疗
treatment of	治疗
vasopressors	升压药
Septic shock	脓毒症休克
clinical definition of	临床定义
Delphi method	德尔菲法
hemodynamic subgroups	血液动力学亚组
optimal mean blood pressure in	最佳平均血压
resuscitation volume	液体复苏
Sequential organic failure assessment (SOFA)	序贯脏器衰竭评分(SOFA)
Serine-type carbapenemases	丝氨酸型碳青霉烯酶
Shared mental models	共享心智模型
Simulation	模拟
advantages	优势
debriefing	汇报
evaluated teaching	教学评估
evaluation, performance	评估,表现
evidence-based medicine	循证医学
limitations	局限性
pretraining and posttraining tests	培训前和培训后测试
quality evaluation	质量评估
quality evaluation format	质量评估形式

randomization	随机
research methods	研究方法
analysis, plan of	分析，计划
bias control	偏倚控制
electronic search	电子搜索
studies, selection of	研究，选择
sepsis, treatment	脓毒症，治疗
STROBE	加强流行病学观察性研究报告
studies, characteristics	研究，特征
Simulation-based team training (SBTT)	基于仿真的团队培训(SBTT)
Staphylococcus aureus, resistance mechanisms	金黄色葡萄球菌，耐药机制
Streptococcus pneumoniae	肺炎链球菌
Subgroup 2b beta-lactamases	2b 亚组 β-内酰胺酶

T

T-cell lymphocytes	T 淋巴细胞
Team	团队
CRM	危机资源管理
leadership	领导力
learning strategies	学习策略
orientation	定位
debriefing	汇报
simulations	模拟
T-STEPPS	团队策略和工具，以增强效率和患者安全
training	训练
Teamwork	团队合作
adaptability	适应性
backup behavior	备份行为
performance monitoring	性能监控

team leadership	团队领导
team orientation	团队导向
CRM	危机资源管理
debriefing	汇报
Tissue factor pathway inhibitor (TFPI)	组织因子途径抑制剂(TFPI)
Toll-like receptor (TLR)	Toll 样受体(TLR)
type	类型
Traditional code team	传统代码团队
Transfusion therapy	输液治疗
Transplants	移植
Tree-in-bud	树芽征
Tregs	调节细胞
TREM-1	髓系细胞触发受体-1

V

vanA gene	vanA 基因
Vancomycin	万古霉素
Vasopressors	升压药
Virtual simulation	虚拟仿真
Virus	病毒